これだけは知っておきたい

PTSDとトラウマの基礎知識

バベット・ロスチャイルド 著
久保隆司 訳

創元社

Trauma Essentials: The Go-To Guide
by Babette Rothschild
Copyright©2011 by Babette Rothschild

Japanese translation rights arranged with W. W. Norton & Company, Inc.
through Japan UNI Agency, Inc., Tokyo.

本書の日本語版翻訳権は、株式会社創元社がこれを保有する。
本書の一部あるいは全部についていかなる形においても
出版社の許可なくこれを使用・転載することを禁止する。

謝　辞

　まず最初に、このシリーズで本を書きませんか、と声をかけてくれた、編集者のデボラ・マルマッドに感謝いたします。いつもと同じく、彼女との仕事は楽しく、心豊かなものでした。今年で編集者と著者としての共同作業が10年を迎えました。今後さらに10年、20年、30年と、同じように続けていけることを望んでいます。本当に、デボラのおかげで、他の編集者とは働きたくなくなってしまいます。心から、デボラに、とってもとっても感謝いたします！

　実際、W. W.ノートン社は、著者であることをこんなにも素晴らしい喜びにしてくれるのです。この企画(他の多くの企画も同様に)を通しての技量と親切さに対して、リビィ・バートン、ヴァニー・カナン、ケヴィン・オルセンにも感謝します。

　また特別な感謝を、インサイトLAのトゥルーディ・グッドマンとクリスティーン・ウォルフに捧げたいと思います。PTSDへのマインドフルネスと瞑想の適用をよりよく描き出すことを助けてくれました。あなたたちのフィードバックは計りしれぬほど貴重でした。

序　文

　外傷後ストレス障害(PTSD)が、アメリカ精神医学会(APA)の『精神疾患の診断・統計マニュアル第三版(DSM-III)』に診断分類として初めて記載された1980年以来、トラウマ療法を求める人たちの数は、急激に増加してきました。あらゆる種類のトラウマ性の出来事の犠牲者たちが、専門家の紹介を通じて、あるいは自分で調べて、自分たちの(しばしば衰弱させるような)症状に対する治療を求めているのです。ほとんどの治療者はトラウマを抱えるクライエントに事欠かず、その多くはPTSDを専門的に研究し、もっぱらPTSD治療をおこなっています。欧州および国際トラウマティック・ストレス学会の会員であれば確かでしょう。

　よい心理療法(とりわけ、トラウマ療法)では、セラピストとクライエント間の協力関係が要求されます。クライエント各人が、自分たちの取り組んでいる内容や治療の選択肢について多くの情報を得れば得るほど、成功する可能性も高くなるのです。本書は、このような治療的な協力関係を手助けすることを目的としています。セラピストとクライエント双方の立場から書かれているので、コンパクトで読みやすい分量の中に最も必要かつ実践的な情報が提供されているのです。

トラウマ治療の目標

　本書では、多くの理論、見解、技法、病歴を取り上げていますが、決して忘れてはいけないコンセプトが一つあります。まず第一の、最も重要で、唯一でもあるトラウマ療法の目標とは、常にトラウマを抱えた人の日々の

序文

生活の質（QOL）の改善することでなければならない、ということです。このようなことを強調する必要はないとお考えの読者の方もいらっしゃるかもしれません。しかしながら、管理型医療(マネージドケア)による制約、証拠主義(エビデンスベース)による混乱、そして製薬会社の競争という状況において、この基本かつ必須の目標は、他の優先事項の影に隠されてしまうことがよくあるのです。そのようなわけで、トラウマ理解に必須である数々の常識に焦点をあてた本書は、トラウマ・サバイバー〔心的外傷(トラウマ)の体験から生き延びてきた人たち〕（以下〔 〕は訳者による補足）の生活の質の向上が、どのようなトラウマ回復プログラムにおいても最優先の関心事であり、唯一の目的であると提唱します。そのことがすべての章において見てとっていただけるものと思います。また適時、繰り返して述べることもご了承ください。

本書の構成

本書は、一般の人にとっても専門家にとっても必須であるトラウマに関わるトピックスごとに章立てをしています。読者の便を図って、全体を通して読んだり、また興味のある章ごとに読んだりすることができるようにしました。

本書を通して、（第1章で紹介する）ブレットとジェフリーの事例が、理解へと導く赤い糸となります。読者はこの二人の登場人物への親しみが増すにしたがって、たとえ難解な概念であっても、ついていくことができるようになることでしょう。追加の事例によって、なおいっそう概念は具体的なものとなり、理論は理解できるものとなります。

おことわり

すべての私の著作やトレーニング講座と同様に、「おことわり」について

述べさせていただきます。本書中のどのような理論モデルであれ、考えであれ、観念であれ、それらは理論であり、推察です。トラウマ性ストレスの分野は、過去数十年で飛躍的に発展したとはいえ、まったく疑いのない事実や、真理といったものはいまだ発見されていません。たとえ科学や医学においてであっても、確定した事実といったものはほとんどないと私は認識しています。思い浮かべてください。地球は丸いとか、太陽のまわりを回っているという考えは異端であるとして、物議をかもした時代があったのです。私の主治医の一人が以前にこのように言いました。「今日の福音は、明日の異端である。そして今日の異端は、明日の福音である」と。

　この「おことわり」から書きはじめることを自分で義務づけているのですが、それは、私の(他の人のものであっても)信憑性のある意見を、完全に正しい結論としては受けとってほしくないからです。科学や医学の他分野における知識は年月を経て変化し、進化するものですが、トラウマ分野においてもそれはまったく同じです。

　神経学者のアントニオ・ダマシオ (Antonio Damasio) は、その独創的な著作『デカルトの誤り』[11]で、私たちに思い出させてくれることがあります。それは、科学には、「近似」という考えがあって、よりよいものが現れるまでは現行のものを真理に最も近いものとして、暫定的に使用していくのです。これを私流に解釈すると、私たち一人ひとりは専門家の意見にしたがって、とりあえず自分の意見としているだけであるということです。意見と真理とを混同しないことが大切です。少なくともトラウマ理論の場合、「真理」を知っている者はいません。そういうわけで、以降のページでは、自分自身の考えた意見やトラウマ分野の他の人が考えた意見を読者のみなさんとシェアしていきます。今日利用できる、最新かつ(私の意見では)最も有効な理論や概念を紹介していくつもりです。

目次

謝辞 i
序文 ii

はじめに──安全なトラウマ療法のための10の基礎 3

第 1 章 心的外傷(サイコロジカル・トラウマ)とは何か？ 9
第 2 章 外傷後ストレス障害(PTSD)とは何か？ 16
第 3 章 PTSDに関連する諸症状 22
第 4 章 心理的なトラウマは身体と脳に、
　　　　どのような影響を与えるのか？ 27
第 5 章 トラウマ記憶は他の記憶とどう違うのか？ 41
第 6 章 どのような人がPTSDになる／ならないのか？ 47
第 7 章 PTSDを治療する 62
第 8 章 最新トラウマ療法 80
第 9 章 PTSDの精神薬理学 104
第10章 マインドフルネスと瞑想 112
第11章 補助としてのソマティック療法(ソマティックス) 125
第12章 治療法が有効かどうかの見極め方 132
第13章 PTSDによく見られる問題点 144
第14章 防止策について 156
第15章 ファースト・エイド(応急手当) 165
第16章 脆弱性とセルフ・ケア 174

原注・訳注　187
文献　191
人名索引　197
事項索引　198
訳者あとがき　202

これだけは知っておきたい
PTSDとトラウマの基礎知識

はじめに

安全なトラウマ療法のための10の基礎

・・・

　安全なトラウマ療法のための10の基礎は、『PTSDとトラウマの心理療法』[45]に最初に提示したもので、その後、『PTSDとトラウマの心理療法ケースブック』[46]にて、発展させたものでした。ここにその修正版を示します。これら10の原則は、本当にどのトラウマ療法にとっても必須のものだからです。

1. 最初にして最も大切なこと：治療の内外においてクライエントの安全性を確立するように。

　第7章において、ジャネ (Pierre Janet) のトラウマ治療への3段階アプローチが示されます。彼の指導原理は、不安定な記憶と取り組む前に安定化と安全性を優先させることです。その知恵は、100年以上の間も常識である導きの光であり、これからもそうあり続けるものです。安全なトラウマ療法は、クライエントの生活の質 (QOL) の改善を狙います。安全な環境において通常に機能する安定性と能力は、他のすべての目標を成し遂げるのに必須なものなのです。

2. セラピストとクライエントの間のよい関係を伸ばそう。それは、（たとえ数か月、数年かかろうとも）トラウマの記憶に取り組んだり、またど

のような技法を適用する場合でも前提となる条件である。

　研究では、治療関係の大切さが実証され続けています(第7章参照)。このことは、トラウマ療法にもあてはまります。事実、いくつかの事例では、それは最も重要な要素です。少なくとも治療同盟は必要であり、それがあるからこそ苦しいプロセスのときに、クライエントは安全を感じられる盟友がいると感じられるのです。

3. クライエントとセラピストは「アクセル」を使う以前に「ブレーキ」の扱いに自信がなければならない。

　「ブレーキを使う」ことは、トラウマを封じ込めることに重きを置きながら、ゆっくりとトラウマと取り組むための私のスローガンとなりました。車の運転とまったく同じように、安全なトラウマ療法でも、スピードを上げる前に止まり方を知っておく必要があります。使われる療法が何であれ、クライエントが情動の調整の仕方やフラッシュバックの制御の仕方を知る前に、不安定なプロセスを開始することは賢いやり方ではありません。クライエントが最も安全なのは、トラウマ記憶によって心を強く掻き立てられるときでさえ、自分自身を落ち着かせる準備ができているときなのです。このことに関してもっと知りたい人は、文献45・46・48または、私の"Safe Trauma Recovery"(YouTube.com)のビデオをご覧ください。

4. クライエントの内的および外的なリソースを特定し、そのリソースの上に治療を構築するように。

　トラウマに焦点をあてるとき、PTSDを抱えているときであってさえ、これまで自分が生き抜けるように、前に進むよう助けてくれ、付き添って

きてくれた機制(メカニズム)を簡単に忘れてしまいます。過去と現在双方のリソース(資源)は、大切な味方です。なぜなら、それらのリソースによって、トラウマの否定的な効果が中和されるからです。リソースは、トラウマ後の生存と生活を可能にしてくれるパートナーなのです。賢いセラピストであれば、トラウマを引き起こす可能性があるものに対するのと同様に、対処機制(コーピングメカニズム)に対しても慎重に耳を傾けることでしょう。できるだけ多くのリソースを引き出すこと、発達させること、開発することが、日常生活においてクライエントを助けもするし、また、トラウマ療法をとてもやりやすいものにもするのです(第6章参照)。

5. 心的防衛をリソースと見なし、コーピング戦略／心的防衛を決して取り除かないように。代わりにもっと多くの選択肢をつくろう。

　定義として、防衛機制(ディフェンスメカニズム)は対処方略(コーピングストラテジー)です。そのおかげで私たちは困難な出来事に対処することができます。防衛機制は、苦しい時期を乗り切ることを助けてくれる古くからの友人で、頼りになる友人なのです。その防衛機制が私たちのトラブルの原因となるのは、悩みを扱う際にそれしか選択肢がないときです。いくつかの事例において最高の戦略とは、実はクライエントの防衛手段を増やすことです。たとえば、機能不全の家族内において、よりよい対処法を子どもに教えることなどがあります。少なくとも、選択肢を増やすための代替的な方法を開発するのはよいことです。例を挙げると、多くのトラウマをもつクライエントは、解離症状について不満を述べます。解離は(しばしば不都合な場面で)思考、感情、身体感覚が消失するので、ストレスに対する不適切な反応の方法ですが、ある状況においては、とてつもない助けにもなりうるのです。私も歯科医院で、クライエントのように自分も解離状態になれればよいのに、とどれだけ願ったことでしょうか。この重要な技能を、私は決して奪われたくはありません。それどころ

か、職場や、家庭や友人と一緒のときなどに、解離状態になるかならないか選択できるように教えてあげたいと思うのです(第6章参照)。

6. トラウマの仕組みを「圧力釜」と見なそう。常に圧力を減じるために働いているのであり、決して増やすためではない。

凍りつき状態のクライエントは、低覚醒、すなわち、クライエントの神経系は平均以下の水準で働いているというのが、いくぶん常識となっていますが、これは誤解です。それが介入の原則である場合、セラピストは凍りついたクライエントを刺激しようとします。しかし不幸なことに、これによって、さらに大きな解離症状や、時にはパニック発作やさらなる悪化へと導いてしまうことがあるのです。どのようなトラウマのクライエントも、凍りついている状態であろうが、解離状態であろうが、過剰警戒状態であろうが、すでに最高レベルまで刺激されて神経系の暴走状態に苦しんでいます。刺激を取り除くことで圧力を減らすことによって、神経系の興奮を和らげ、動きやすくなり、平静さを取り戻し、そして明快な思考がより可能となるのです(第4章参照)。

7. クライエントが療法に適応するのを期待するのではなく、療法をクライエントに合わせよう。そのためには、セラピストがいくつかの理論や治療モデルに通じている必要がある。

何に興味があり、何が効果があるのかは、一人ひとり異なるという点で、人生における他のこともトラウマ療法もまったく変わりがありません。一種類の食べ物がすべての人の口に合うことは(または、栄養があるということでさえ)ありえませんし、すべての人を助ける薬も存在しません。よって、どんなクライエントにも効果のあるトラウマ療法ももちろん存在しません

し、どんなセラピストでも効果を上げることができる療法も存在しません。そのようなわけで、専門家とクライエントの双方に対して選択肢が必要なのです。セラピストが提供できる療法が多いほど、クライエントに対しても、よりフレキシブルに対応できます。最も大切なことは、一つかそれ以上の療法が失敗したり合わなかった場合、セラピストは他の療法を提供するということです。このことで、セラピストとクライエントの双方が、多くの困難から救われるでしょう。

8. トラウマとPTSDに関する心理学と生理学双方の理論について幅広い知識を持つように。そうすることで間違いを減らし、セラピストが個々のクライエントの必要性に応じた技法をつくりだすことが可能となる。

セラピストが、特定の時期の特定のクライエントのために生み出す介入法には、最も高い癒しの能力があります。標準化された治療方法のプロトコルを学ぶことは、間違いなく役に立つことではありますが、一つひとつの手順にしたがっていくだけのときには限界もあります。理論にしっかりと精通していることで、より多くの知識を持っているセラピストになれるだけでなく、よりフレキシブルでクリエイティブなセラピストになれるのです。理想的には、すべての療法がクライエント一人ひとりの必要性に合わせるべきです。理論の理解なしにこれは不可能でしょう。

9. クライエントは一人ひとりすべて違うと考えよう。従順でないとか介入に失敗したからといって、それだけでクライエントを判断しないように。一つの介入が、二人のクライエントに同じ結果をもたらすなどと、決して期待しないように。

トレーニングや会議で聴く最もつらいことの一つは、治療の失敗でクライエントを責めるセラピストです。そのような非難のほとんどは、クライエントが狭義の治療パラメーターに適合することを期待していた専門家たちによるものです。クライエントが適合しないと、専門家は失敗するのです。人は一人ひとり違うので、このようなことはまったく私には理解できません。もちろん、癒しに対する抵抗やその他の妨害は存在します。しかしながら、セラピストがクライエントと一緒になって適切な治療計画を組み立てることができるとき、そのような邪魔ものは最小限に抑えられます。忘れないでください。どのようなものであれ、すべての人に効果のある治療は存在しないのです。

10. セラピストは、時には（治療の全コース期間でも）、どのような技法であれすべて脇においで、ただクライエントと話をする覚悟がなければならない。

　自分たちの治療法や手順にとらわれてしまうことは容易に起こるので、私たちと一緒に部屋にいるのは、一人の人間という存在であるということを忘れてしまいがちです。すべてのクライエントにとっては時々、少数のクライエントにとっては毎回、一緒に話をしたり、ただ静かに座っているだけのことが、最高の戦略でありセラピーとなるのです。

第1章

心的外傷(サイコロジカル・トラウマ)とは何か？

・・・

　以下の話は、生命を脅かす出来事の後にPTSDを発症した二人の人物についての導入にあたる挿入話です。本書を通して、彼と彼女の体験は、心的外傷(サイコロジカル・トラウマ)のさまざまな概念を具体化するために引用されます。この後の章において、この二人の話に何度も立ち返り、そこで提示されている概念の文脈における検討がなされます。セラピストとクライアントの双方に、本書の理論的な材料と実践的な材料を一緒に結びつける一連の赤い糸を、提供することになるでしょう。

❖ 二つの赤い糸の事例

　35歳の芸術家であるブレットは、愛に満ち、家族同士が助けあう家庭に育ちました。彼女の幼少期ならびに思春期には、大きな出来事も起こらず、大学生活を楽しみました。しかしながら20代の初期に、安心感や人生の計画を変えるような出来事を体験します。23歳のとき、ブレットは、近隣の刑務所から脱走した精神異常者(サイコパス)である犯罪者にレイプされたのです。彼女は何とかサイコパスが眠っている間に抜け出し、最も近い病院の救急救命室に逃げ込んだのですが、その夜は多くの患者であふれていました。理由は不明なのですが（おそらく、乱れた服装で取り乱した様子だったので）、病院のスタッフは精神科の患者と見なし、彼女を受け入れませんでした。誰かが話を聞いてくれ、信じてくれ、警察と家

族を呼んでくれるまで、ブレットは30分以上も待たなければならなかったのです。いろいろな意味で、この病院で放置された30分は、実際のレイプ以上に彼女を苦しめることになりました。

　ジェフリーは、18歳のときに、アフガニスタンやイラクに派遣されることを承知の上で、アメリカ陸軍に入隊しました。彼にとってそれはよい職業の選択でしたし、国のために尽くしたかったのです。ジェフリーは、彼より前に入隊していた友人が数人いましたが、友人たちはみんな問題なく暮らしていました。最初の遠征の3週間後、彼の乗ったトラックが地雷を踏んでしまいました。彼は投げ出されはしたものの、重大な身体的損傷は被りませんでした。しかしながら、同乗していた三人の兵士は、彼のように幸運ではなかったのです。ジェフリーは、彼らを助けに駆け寄りましたが、救うことができませんでした。彼と他に二人の兵士は、自分たちの同僚が救護班の到着を待ちながら亡くなるのを、恐怖を感じながら見守ることしかできなかったのです。

　ブレットもジェフリーも、重傷や後遺症が残るような身体的な損傷を被ることはありませんでした。しかしながら、どちらもトラウマ（心的外傷）として知られる自分たちの体験によって、深刻な影響を受け、機能不全になったのです。目に見える切り傷、打撲傷、傷跡が残されていないにもかかわらず、このような体験が心にかくも深くえぐるような衝撃をもたらすのは、一体どのようなことなのでしょうか？

✣ トラウマの心理的衝撃

　トラウマとは、過剰な恐怖や生命への脅威を感じるあまり、折り合いをつけることのできない体験に対する心と神経系の反応です。その結果として、心理的、心身症的な症状が、日常生活での機能に支障をきたすような

レベルにまで進展するのです。「心身症的」という言葉を使いましたが、これはでっちあげられたものとか、症状が本物ではないということを意味するものではありません。その逆で、トラウマが心や神経系を通じて、身体へ影響を与えることが認められるということを言ったものです。

トラウマは、トラウマ性の出来事に対する反応として一般的には理解されています。トラウマ性の出来事とは、(ブレットやジェフリーのように) 自分の生命や身体的な統合性を脅かしたりする出来事や、(ジェフリーのように) 自分のすぐそばにいた他人や知り合いに起きた出来事を意味します。本書でのトラウマの議論は、心的外傷に限定するものです。よってトラウマ性の出来事が原因であろうとも、神経学的な治療が必要な脳の損傷を含めて、身体的な外傷 (医学的な救急処置が必要な症状) は扱いません。本書では、PTSDなど、トラウマ性の出来事による心理的な影響を対象とします。

✤ストレス

トラウマと外傷性ストレスの概念をおさえる前に、そもそもストレスとは何かを理解する必要があります。ストレスの心身症的な性質は、ハンス・セリエ (Hans Selye) の著書『現代社会とストレス』[53] によって、初めて定義されました。セリエの定義では、ストレスとは、ストレッサー (ストレス要因) もしくは要求に対する生体の反応であるという単純なものです。ストレッサーは、実際には快的である場合も、不快である場合もありえます。ストレッサーは、頭脳による努力 (たとえば、学校の試験) や身体による努力 (たとえば、徒競走) をある程度、要求するものにほかなりません。結婚することは、通常は快的ではあるけれど、新郎新婦にとってはしばしばストレスを感じる出来事の一例としてよく挙げられるものです。性行為もまたそのような一例です。セックスは通常ほとんどの人が快楽を感じますが、要求も続き、それゆえ、特に性的絶頂期において身体に対するストレスがかかります。快ストレスの追加例としては、映画のアクションものや

スリラーもの、スポーツ、ダンス、ガーデニング、山登りなど多くあります。

　もちろん、その裏面には不快ストレスがあります。トラウマ性ストレスになるような過激なものであり、トラウマ性の出来事によって生まれたストレスなのです。PTSDを抱える人たちは、その障害の結果として、慢性的に高度のストレスレベルにあります。そのような理由から、PTSDの人は、神経系が再び正常化し、より大きな刺激に耐えられるようになるまで、しばらくの間、パーティーや映画、そしてセックスさえも控える必要性が出てくるのです。

✤どのような出来事がトラウマになるのか？

　PTSDが、DSM-IIIの診断分類として初めて登場したとき、PTSDの原因となる出来事は、とても狭く定義されていました。当時、トラウマ性であると見なされた出来事は、「ほとんど全ての人において重度の苦痛症状を誘発させる」(p.238)[1] ものに限られていたのです。DSM-IVが制定された1994年までには、トラウマ性の出来事の定義はかなり実情に合ったものとなりました。2000年に改訂されたDSM-IV-TR[2]の指標では、生命や身体的な統合性を脅かす出来事であれば、当人が直接的に体験したものであろうが、他人に起きたものを目撃したものであろうが、親しい友人や関係者（たとえば、ブレットやジェフリーの家族や友人、ジェフリーの同僚）から起きたことを聞いたものであろうが、トラウマ性の出来事に含まれることになりました。このような診断基準にしたがうと、多くの種類や状況における出来事が条件を満たすことになります。

　トラウマ性の出来事は、主に三つに分類されます。「自然災害」「事故」、そして「対人」によるものです。以下にその例を挙げます。

◆「自然災害」：洪水、地震、台風、津波

第1章 心的外傷(サイコロジカル・トラウマ)とは何か？

- 怪我を伴うようなあらゆる種類の「事故」：自動車事故、船舶事故、在宅事故、墜落事故
- 「対人」：暴行、レイプ、拷問、身体的または性的な虐待、戦争

以上のリストがすべてではありませんが、どのようなものがトラウマ性の出来事であるのか、理解の助けとなることでしょう。

◆外傷性(トラウマティック)ストレス vs その他のストレス

他の苦痛の分類（たとえば感情面での虐待など）について尋ねられることがよくあります。かなり動揺している人には多くのことが起こりえますが、トラウマ性の出来事として認定されるには、生命や身体に対する脅威や損傷が存在しなければなりません。この識別はDSMの診断基準の根幹に関わるものであり、理にもかなっています。外傷性ストレスは、生命への脅威への反応であり、神経系を覚醒させて、「逃走」か「闘争」、もしくは「凍りつき状態」といった極度の反応へと押しやるものです。他の種類のストレッサーも非常な混乱をもたらしはしますが、トラウマを他のストレスと区別するのは、これらのサバイバル反応の表出にあるのです。

もちろん、出来事の脅威レベルには個人的な認識の違いがあるということは、トラウマかどうかの識別が人によって違ってくるという、一つの関連要因となります。たとえば、五人の人が同じ車に乗っていて、道をそれて木にぶつかったけれども、全員無事であったとしましょう。一人か二人の乗客が生命の危機を感じたかもしれませんが、他の乗客は重傷を負うとか、死ぬかもしれないとかを心配することは決してなかったりもします。その場合、生命の危機の状態にあると感じた人たちの神経系は、外傷性ストレスを活性化します。一方、他の乗客のストレスレベルは、もっと低いものでしょう。

そのようなわけなので、ある事故や問題がプレッシャーをかけたり、混

乱させたりするかもしれませんが、それがトラウマであるとは言えないのです。もちろん、そのようなことに出くわしたら、よく考え、注意を払うことは必要です。何かがトラウマの定義にあてはまらないからといって、それは大切ではないという意味には決してならないからです。トラウマに焦点をあてていると、他のことには気を配る必要がないように思えてしまうこともあります。トラウマを扱う誰もが、トラウマでない苦痛であっても、それに注意を向けてあげることを忘れてはいけません。

✣ トラウマに対する正常な反応とは何か？

　死ぬかもしれないという恐怖に直面しているとき、反応の選択肢は限られています。このことは、類人猿や人類を含む動物の世界でも共通して言えることです。読者のみなさんは、おそらく、「逃走」「闘争」「凍りつき」といった三つの生存反射機能について耳にしたことがおありでしょう。これら三つの反応すべてが正常なもので、通常、脳の生存中枢である大脳辺縁系を通じてなされています。

　「逃走」とは、走り去ることや別の手段で逃げることを意味します。この反応は、脅威からその人を引き離すという機能を持っています。「逃走」とは、通常では最初の防衛線です。「闘争」とは、犯罪者や攻撃者を追い払う試みです。最終手段が「凍りつき」反応です。「逃走」や「闘争」が不可能であったり、身体的に対応できない場合、大脳辺縁系は、まるで「凍りつき」状態になって動かないように、直接的に身体に命じるのです。

　たとえば、誰かが後ろから近づいてきて恐れを感じたら、あなたは歩く速度を速め、駆け出し、そしてお店に逃げ込むでしょう。これが防衛反応です。同様に、強い人であれば、人や動物による攻撃を追い払うことが、最善の戦略となることでしょう。これらのような反応ができない場合、(死んだように見せかける)「凍りつき」反応が、命を救うことがあるのです。第4章では、神経生物学の文脈において、これらの概念についてさらに詳しく

第1章　心的外傷(サイコロジカル・トラウマ)とは何か？

述べます。

❖まとめ

心的外傷(サイコロジカル・トラウマ)は、心理的であるということです。トラウマを受けた人が、身体的外傷（怪我ということですが）も受けることもありますが、最も根深く、最もしぶとい症状は、心理的な傷によるものであると言えるでしょう。次章では、最も極端なトラウマによる心理的症状であるPTSDを定義し、詳しく検討します。

第2章

外傷後ストレス障害(PTSD)とは何か？

...

　通常、私たちは記憶によって過去を思い出すことを知っています。誕生日パーティーや、自動車教習、大学の卒業式について思い浮かべるときに、昔のある時期に起きた出来事を、私たちが実際に思い出していることは明らかです。このように記憶を回想することで、その記憶のフラッシュバックを体験し、再び6歳、16歳、22歳であるかのように完全に感じるようなことは、私たちには起こりません。付け加えると、その種の記憶のほとんどは、たとえば、誰かと話しているときや、写真を見ているときに自分の意思で思い出されるものです。通常の記憶が、突如侵襲し、勝手に心と身体を占有することは滅多にありません。

　しかしながら、まったく異なる事態がPTSDでは起きるのです。つまり、トラウマ性の出来事の記憶は、簡単に過去の中に収まってはくれません。トラウマ・サバイバーは、まるでその事故が再発したり、繰り返し起こり続けているかのように感じるのです。さらにトラウマの記憶は、勝手に意識の中に侵入することができ、しばしば日常生活の通常の流れを阻害します。以下はいくつかの例です。

- 退役軍人が、車や近隣の空港から飛行機が離陸する爆音を聞くと、身を守ろうと床に伏せる。数分間、パニック状態になり、敵の砲火を避けるため、塹壕の中に自分は戻っていると確信してしまう。

- 暴行被害者は、近所のどこを歩くにしても、神経質になる。たとえ安全であっても、襲われた日と同じくらい心拍数が速くなる。
- 津波被害からの生存者は、繰り返す悪夢に叫び声を上げて目を覚ます。水の中に引き込まれ、息ができなくなる感覚が再体験されて、押しつぶされそうに感じる。

このような記憶障害を正すための、PTSD療法（第7章参照）の結論は、トラウマを抱えたクライエントが、自分たちのトラウマはすでに終了しているということを、全存在で心身ともに理解する手助けをするということです。その人たちは生き抜いたのです。トラウマを受けて以来、その人たちを苦しめてきたものは、過去の記憶の一つに過ぎないのです。

✜ 基本的な用語

いくつかの診断は、実際にトラウマを理解するのに適切です。次の第3章では、トラウマに関わる問題と混同されたり、同時に起きるように見えたりする関連症状について注目しますが、トラウマに最も特有な二つの精神疾患については本章でふれます。

- 外傷後ストレス障害(PTSD)
- 急性ストレス障害(ASD)

これら二つの精神疾患の診断は、アメリカ精神医学会（APA）による『精神疾患の診断・統計マニュアル』において、不安障害にずっと分類されてきました。本書を書いている時点で、この重要な基準書の現行のものは、2000年の第四版の改訂版（DSM-IV-TR）です。次の第5版（DSM-5）は、2013年内に公表される見込みです（http://www.dsm5.org）*訳注1。

心理的な診断には、もう一つ基準書があります。2007年の国際保健機

関 (WHO) の国際疾病分類の第10版 (ICD-10) の精神および行動の障害の分類です。しかしながら、DSMが、英語が話される国々では、最も広く使われていると思われるので[3]、本書中のすべての定義や基準は、DSM-IV-TRに基づくものとします。そうでない場合は、そうでないことを示します。二つの基準書の比較について詳しく知りたい方は、"Cross-walks ICD-10/DSM-IV-TR: A Synopsis of Classifications of Mental Disorders"[51] をご覧ください。

ポストトラウマ (posttraumatic) ともポスト・トラウマ (post-traumatic) とも表記されるので、インターネット、書店、図書館で情報を調べたり、文献を探す際には、・(中黒) もしくは－ (ハイフン) がない場合とある場合の2通りで検索するのがベストでしょう。しかしながら、本書では、DSM-IV-TRとアメリカ国立PTSDセンターのウェブサイト (http://www.ptsd.va.gov) の表記法に従って、ハイフンなどは使いません。

✚ PTSDの定義

DSM-IV-TRによると、PTSDの診断基準を満たすためには、「実際にまたは危うく死ぬまたは重症を負うような出来事を、1度または数度、あるいは自分または他人の身体の保全に迫る危険を、その人が体験し、目撃し、または直面した」ことが必要になります。大人は、「強い恐怖、無力感または戦慄に関する」反応をしていなければなりません。また子どもの場合、「まとまりのないまたは興奮した行動」が含まれるかもしれません (p.467)[2]。言い換えると、PTSDの診断には、心理的な衝撃が続くような、トラウマ性の出来事の直接的な犠牲者である必要はないのです。他人の死や重症について目撃したり、聞いたりすることが、直接的にトラウマ性の出来事を体験するのと同様の危険性をもたらすのです。

トラウマ性の出来事の体験や、初期の反応だけでは、PTSDであるとは判断されません。トラウマへの正常な反応と区別するものは、出来事が終

了した後も長期にわたって続く症状の一群です。そして下記のようなものを含む典型的な関連反応は、本来は終了後に消えるべきものです。

- 侵入的なイメージ、思考、夢、幻覚、フラッシュバック、誘発因子（トリガー）を通じて、出来事が意思とは関係なく、呼び起こされること。
- 思考プロセス、感情表現、人間関係、そして活動を制限したり、出来事の記憶の一部もしくはすべての遮断すらおこなうトラウマ性の出来事を思い出すことの回避。
- 誇張された驚愕反射、集中力の欠如、睡眠障害を含むであろう、持続的な過覚醒。
- 友人や家族との接触の中断を含む日常生活の質、もしくは責任ある役割（仕事、子どもの養育、学業など）を、正常に機能させる能力を損なうこと。

　PTSDと診断されるためには、症状が少なくとも1か月の間、続くことが必要です。症状の継続が3か月までである場合、そのPTSDは急性であると見なされます。症状が3か月以上続く場合、状態は慢性であると見なされます。症状が出来事から少なくとも6か月後に発生する場合、遅発性PTSDの可能性もあります[2]。遅発性PTSDには、子ども時代のトラウマに起源があって大人になって初めて発症する精神障害も含まれることでしょう。

✣ 出来事

　多くのTVニュース、トークショー、書籍などの情報からみなさんが思っていることに反するでしょうが、トラウマ性の出来事で必ずPTSDになるわけではありませんし、通常ならそうなるわけですらないのです。事実、PTSDを実際に発症するのは、トラウマ性の出来事を経験した20〜

25％の人だけです。このことが意味するのは、75〜80％の人は、PTSDを発症しないということです[7, 14, 31]。つまり、トラウマ性の出来事に巻き込まれたからといって、PTSDを発症するというものでは決してありません。

✤急性ストレス障害（ASD）

二番目の診断分類であるASDは、トラウマ性の出来事の直後に適用されることがあるものです。ASDはPTSDとほとんど同じように見えるもので、基本的に同じ起源を持ち、症状も同じです。しかし、ASDは短期間で終息するという重要な違いがあります。つまり、その症状は、1か月やそこらで解消します。もし症状が1か月以上続く場合、診断名はPTSDに変わります。

✤PTSDとASDが他の診断と異なる点

PTSDとASDが、DSMの他の診断と異なる主要な特徴の一つは、どのような出来事によるのか100％判明しているという点にあります。原因となる出来事が特定できないと、PTSDやASDといった診断は適用されません。これは、どんなに多くのPTSDやASDの症状が現れていても、もしトラウマを負わせた出来事が特定されない場合、似たような症状を示す別の診断名をつけなければならないということを意味します（どのような診断名があるのかは、第3章を参照のこと）。

時には、セラピストとクライエントの双方が、このような制約に縛られたり、不満を募らせたりもします。しかしながら、実際には、この制約は、クライエントを保護するためのものなのです。一般的に、厳格な診断は、責任ある治療へと導くための手助けとなるべきです。症状の原因となる出来事を見つけることができない場合、存在するかどうか定かではない出来事を突き止めるために記憶を暴こうとするよりも、むしろ、その症状自体

を扱わなければならないのです。PTSDとASDの診断基準を、原因となる出来事が認められるクライエントに限定することは、症状の原因となる虚偽記憶〔false memory：過誤記憶とも〕をつくり上げる危険性（それは、誰のメンタルヘルスにとっても、非常に危険なものです）から安全に保護することに役立ちます。このよく知られている危険要因についてより深めた議論は、第13章をご覧ください。

PTSDとASDは、基本的に同じ障害ですが、異なる経過時期のものです。読者のみなさんは、以下、本書でPTSDに言及するときは、ASDを含む議論であるとお考えください。

♣ブレットとジェフリーを診断する

レイプの直後、ブレットが苦しんだのはASDであると思われました。レイプという苦しい試練の後、神経質になり、涙もろくなりましたが、3週間半ほど経過しておさまったのです。ブレッドは大学院での勉強を再開し、もはや自分の体験について話すこともありませんでした。彼女は大丈夫に見えたのです。しかし、12年後、新しい婚約者と愛しあっている最中、彼女はレイプの光景のフラッシュバックを体験し、ふさぎ込むようになりました。翌週、彼女は出勤することも、婚約者からの愛撫のタッチを受けとることもできなくなっていたのです。その週末、遅発性PTSDと彼女を診断したサイコセラピストに、ブレッドは助けを求めました。

ジェフリーの状況は、異なるものでした。彼の直後の症状は、過度の警戒心、止まらぬ冷や汗、睡眠障害、体重の喪失でしたが、同僚の死の光景が繰り返し現れることを伴っていて、最初の1か月を過ぎても変わらなかったのです。その後、2、3年にわたって、ジェフリーは、明らかにPTSDであるとの診断を貰って、退役軍人管理局附属精神病院で入退院を繰り返しました。

第3章

PTSDに関連する諸症状

・・・

　日常的にPTSDと誤解されたり、関連づけられたり、PTSDと同時に現れたりする多くの心理的な困難があります。その主なものは以下の通りです。

- 他の不安障害
- 解離性障害
- 境界性パーソナリティ障害(BPD)
- 愛着障害
- 物質乱用
- 外傷性脳損傷(TBI)

✚ 他の不安障害

　PTSDは、DSMでは常に不安障害に分類されてきました。この分類の中で、PTSDに関連する追加の診断には、パニック発作、パニック障害、広場恐怖、恐怖症、強迫性障害、全般性不安障害があります。PTSDの生理的症状の主なものとしては、心拍数や呼吸数の上昇があります。これは、自律神経系におけるストレス反応が続いたためです。特に不安とパニック発作もまた、同様の上昇をもたらします。そのようなわけで、明確な誘発因子（トリガー）が特定されていない場合、パニック発作がトラウマによるもの

か、他のストレスが原因となったのかを判別することが困難な場合もあるでしょう。とはいえ、これらの症状のいくつか、もしくはすべてがトラウマ性の原因を持っているとの適切な見解も存在します。おそらく、将来的には大きな分類のもとに、上記の症状（そして、おそらく以下に述べる症状も）を伴う外傷性ストレス障害の分類がつくられることでしょう*訳注2。

✣ 解離性障害

解離の概念は、自己や精神を構成するものの間における分裂や断絶に関係します。すでに述べたように、PTSDは不安障害であるのか、それよりも解離性障害の方が近いのではないのかといった議論は、トラウマ研究や治療の専門家の間で現在も続けられています。

解離はPTSDによく見られる特徴であり、フラッシュバック（あたかも再体験しているかのように感じる強烈な記憶）を含む、PTSDの症状の多くの原因です。さらにトラウマの最中、またはその後に起きる解離によって、PTSDを発症するかどうかが予期できるかもしれないという見解もあります[5, 8, 10]。実際、PTSDは、不安障害と解離性障害の双方からの強い要素で形づくられているようなものです。不安障害や解離性障害、そしてPTSDという大分類の下に入れられている他の諸症状とされているこれらの障害への理解が、将来には変わるであろうと思うことはよくあります。

PTSDとほとんど変わらない解離性障害には、解離性健忘（いくつか、またはすべての記憶からの心理的な断絶）や解離性同一性障害（多重人格障害としてより知られている）や離人症（自分の身体を感じることからの心理的な断絶）などがあります。

✣ 境界性パーソナリティ障害（BPD）

BPDの特徴は、不安定な人間関係や感情の揺動性（変動性、急な変化）を長年持ち続けてきたということです。BPDはトラウマ（とりわけ幼少期における

肉体的、性的虐待）に重要な根拠があるという指摘は、納得できるしっかりとした研究文献の蓄積があるものです[2, 24, 23]。BPDである多くの人は、PTSDに伴う症状、特にフラッシュバックに苦しんでいます。私が今まで接触してきた専門家のほとんどは、BPDである人は、報告書に書かれているとか、覚えているとかにかかわらず、ある種の侵入や境界の侵犯に関わる外傷歴があると推測しています。

✚愛着障害

アタッチメント（愛着）理論は、心理学の心理療法部門において、おそらく最も急速に成長している研究分野でしょう。その根本的な前提として、初期の幼児と養育者の関係性〔通常は母子関係〕の大切さを唱えるものです。関係性がうまくいくとき、その個人は（トラウマ性のストレスを含む）人生でのストレスを調節し、うまく対処することを助けるレジリエンス〔精神的な回復力〕を発達させるのです。初期の関係性がうまくいかないとき、その個人はあらゆる種類のストレス、特にトラウマ性のストレスから生じる心理的な障害に対して、そうでない人と比べると脆い可能性があります。本当にこのことは、心理学や心理療法の世界では常に知られてきました。しかしながら、そのことを科学的に証明できるようなアタッチメント（愛着）研究からの神経心理学のデータを、今や私たちは手にしているのです。通常、トラウマが人生の非常に早期から始まった人たちにおいて、それもとりわけ第一養育者によってトラウマを受けた場合には、愛着障害はPTSDを伴って生じる結果となるようです。

✚物質乱用

重複診断が下されることは、心理上の問題（しばしばPTSD）を抱える物質乱用者（薬物依存、その他）にはよくあることです。物質乱用は、そのような人たちを悪循環に招き入れることでしょう。すなわち、トラウマに関連す

る恐怖、そして羞恥心によって、物質乱用へと駆り立てられるのです。そして今度は依存症によって、トラウマからの回復はますます難しいものとなります。

❖ 外傷性脳損傷(TBI)

TBIとは、頭部への強い殴打やその他の傷害によって生じる純粋に身体的な損傷を意味しますが、頭蓋骨だけでなく脳内部も傷つけられているのです。TBIは事故でも暴力でも生じるものであり、命を脅かしたり、さらには致命的になることすらありえます。それでも多くの人は、損傷と関係する身体的、感情的なハンディキャップを多かれ少なかれ伴いながらもTBIを生きています。TBIは、PTSDと一緒に分類されることがよくあり、会議やトレーニングのテーマとして組み合わされることもよくあります。特に退役軍人に関わる場合はそうです。このことは多少の混乱を招きます。なぜなら、症状プロファイルと治療オプションはお互いにいくぶん異なるからです。特に脳内に起きた変化は、心理的治療を意図したものである伝統的なPTSD療法を弱体化し、無用なものとするかもしれません。もちろん、TBIは犠牲者と家族の双方を感情的に苦しめるので、重なる部分もあるでしょう。付け加えると、損傷の場所と重症度によって、TBIは感情の調整機能自体にも干渉するかもしれません。一般的に、TBIの心理的な帰結に対する治療には、心的外傷の必須常識に関する著作である本書の範疇を超えた追加的介入が必要となります。私がここでTBIに言及するのは、ただこのことを明白にしたいからです。TBIの扱いは、別途に深い注意を払うべき重要な主題です。

❖ ジェフリーに対する追加診断

ブレットの診断は純粋なPTSDでしたが、ジェフリーは先に述べた並立条件の一つを満たしました。多くのトラウマを負った退役軍人に典型的で

あるように、一時の間、ジェフリーは麻薬とアルコールに逃避先を求めたのです。これは書類上、PTSDと物質乱用という重複診断に該当します。トラウマの治療過程で、最終的にはジェフリーはこれらの使用をやめたのですが、アルコホーリックス・アノニマス〔AAと呼ばれるアルコール依存症者のための自助グループ。12ステップを精神的支柱とする〕とナルコティックス・アノニマス〔NAと呼ばれる薬物依存者を対象とする自助グループ〕への参加を継続していたので、重複診断はそのままにされたのです。

第 **4** 章

心理的なトラウマは身体と脳に、どのような影響を与えるのか？

...

　トラウマに苦しんでいる多くの人がそうであるように、ブレットとジェフリーの二人にとっても、身体的な障害は最も混乱させる症状でした。ブレットは睡眠障害、頻脈（急速な心拍）、食欲不全（過食や拒食の時期の繰り返し）、めまいに苦しんでいました。特に暗闇でたまたま婚約者が触れようものなら、彼女は強烈な視覚的、感覚的なフラッシュバックを起こしたのです。概して食欲の不全を除けば、彼女の症状は主に夜中に突発しました。日中、ブレットはかなり普通の生活をしていました。責任ある仕事をして、お買い物やお料理、洗濯を含む日常作業も、何とかこなすことができていたのです。

　一方、ジェフリーはより広範囲の症状がありました。集中困難、汗、神経過敏など、日常生活を通してずっと彼に影響を与えていたのです。しかしながら、ジェフリーが取り組むことが最も困難であると気づいた症状は、強烈な罪の意識でした。彼は生き残りましたが、同僚はそうではなかったのです。自分が生き残ったことに対する罪に耐えることはきわめて難しいことです。

　原因となった出来事からとても多くの年月が経っているのにもかかわらず、どうしてブレットとジェフリーの二人はそれほどまでにひどく苦しみ続けるのでしょうか？　生活の質を下げ、人間関係を損ないながら、二人の身体と心はどのようにトラウマの体験を永続させているのでしょうか？

本章を通じて、ある程度の理解を深められることでしょう。

✣ストレス：外傷後ストレス障害の核心

20世紀後半にトラウマ研究が始まって以来、トラウマ、トラウマ性ストレス、急性ストレス障害、そしてPTSD、これらすべてが脳と同様に身体に重要な影響を与えていることは認識されてきました。PTSDという診断名の中心となる言葉がストレスであることは偶然ではありません。ストレスとは、1950年代にハンス・セリエによって初めて記述された、精神生物学的な状態として知られているものです。

> 科学的な目的からは、ストレスはいかなる要望［原注　ストレッサー］にも対処する生体の非特異反応として定義される。この反応は最初、副腎刺激の事実、リンパ諸器官の退縮、胃腸潰瘍、体組成に固有の変化がみられる体重減少などにより確認された。(p.74　翻訳書p.65)(53)

ストレスは、身体がどのような要求に遭遇しても対応できるように、神経系における活動を起動させます。一般的には、否定的な体験への反応として認知されていますが、ストレスは肯定的な体験 (たとえば、結婚、転職、引っ越し、庭いじり、運動、性行為など) によっても生じることは覚えておかねばなりません。

心と身体は、通常は楽しいもの、好ましいもの、わくわくするものと思われるような活動からもストレスを体験することがあるということは、トラウマを抱えている人たちを理解するのにとても役立ちます。誰もがめいめい、一度にどれだけのストレスを処理できるかの個人的な限界点があるのです。個人的なストレスのレベルが限界点を越えるとき、さまざまな問題が起きます。さまざまな問題は、低レベルの単純な不安から、最悪なレベルの完全な崩壊、または補償作用 (心的な防衛機制) の喪失までの幅がある

▶ 第4章　心理的なトラウマは身体と脳に、どのような影響を与えるのか？

のです。通常のバランスのとれた神経系の（つまり、PTSDで混乱していない）人々は、一日の間や一生を通じて、ストレスレベルの変動をうまく調整します。ストレスは上昇したり下降したりするものです。しかしながら、PTSDを抱える人は、このような簡単な（通常、無意識でおこなわれる）調節能力を失っているのです。そのような個人は、トラウマを受傷していない人と比べると格段に高いストレスのレベルを基準値として生きているのです。受傷経験のない人たちは、基準値がゼロなので、まったくストレスを感じない時期もあるわけです。しかしながら、トラウマを抱えた個人にとって、基準値のストレスレベルは始めからすでにかなり高いのです。そのようなわけで、多くのトラウマ・サバイバーは、どれほど楽しく愉快な活動であろうとも、自らのストレスレベルが増すことには耐えられないのです。以前は楽しめていた活動（たとえば、わくわくする映画、パーティー、公園でのジョギングなど）であっても、もはや楽しめないことはよくあります。このことはとてもがっかりすることで、受け入れ難いことでもあるでしょう。

　基本的に、ストレスはただストレスに過ぎないと理解しておくことが助けになるかもしれません。基準レベルが特定の強度まで達する場合、傷ついた神経系と心は、不快なストレスと快的なストレスとの区別ができないように見えます。かつては魅力的だった娯楽が、（少なくとも当面の間）不快なものとなります。慢性的に上昇したストレスレベルはそれ以上上がることに耐えられない、ということを理解できた人が、癒しのプロセスを乗り切ることはよくあります。トラウマ性ストレスが解消するにつれて、通常の活動が再び通常のように感じられることでしょう。このような心理教育をかじっていれば、トラウマ・サバイバーに、トラウマから癒されるにつれ、最終的にはストレスを心地よく感じることの追求をまた楽しめるであろう、という自信を与えることができるのです。

　理論的な説明を適量混ぜることは、上記の例のように、トラウマの影響に苦しんでいる多くの人たちの助けとなりえます。下記に書かれているこ

とは、セラピストや同様にクライエントにとって役立つ追加情報です。トラウマがどのように神経系に働き、神経系と連動するのかを把握することは、援助の専門家がクライエントの癒しを促進する助けとなることでしょう。

❖ 脳

脳のすべてについて徹底的に論ずるには、何冊もの本が必要となります。本書では、トラウマの理解に必須かつトラウマに最も関連のある脳の各部分、すなわち、大脳皮質(脳の思考センター)と大脳辺縁系(脳の感情ならびに生存センター)についての概論に留めておきます。

❖ 大脳皮質

多くの機能の中でも、大脳皮質は意識的思考と気づきの座です。外的環境(見るもの、聞くもの、匂うものなど)に注意を向け続けることは、内的環境(思考、身体感覚、感情)と同じく、大脳皮質の働きが要求されます。思考(事実の想起、手順の描写、時間認識、理解などを含む)もまた、大脳皮質で起こります。人によって異なりますが、アドレナリンの水準が増加しながらも、ストレスの増加が低水準であることで、気づきの意識、明晰な思考、そして記憶力が実際に改善するのです*[原注1]。それが、職場や大学生の間で、コーヒーがとても人気がある理由です。つまり、カフェインの摂取によって、私たちの記憶力、観察力、思考プロセスが鋭くなります。しかしながら、あるレベル(個人によって異なる)を過ぎると、増加したアドレナリンは、同じプロセスを狂わせる、つまり逆の効果を与えるのです。最もよく知られた例は、TVのクイズ番組に見られます。たいてい誤った解答で落とされる参加者は、自宅で番組を見ている状況であれば、決して間違うことはなかったと確信しているのです。それではどうして、TVに出演したときには失敗したのでしょうか？ おそらく参加者のストレスのレベルは、低度のア

第4章 心理的なトラウマは身体と脳に、どのような影響を与えるのか？

ドレナリンの分泌による効果を上回って、静かな環境であれば容易に利用できた情報とつながる能力をだめにする負荷に圧倒されたのです。同様のことはトラウマにも起こるのです。多くのサバイバーが知覚や思考が鋭くなることを報告していますが、PTSDの人たちは通常は異なる体験をしています。PTSDの人たちの場合、脳はアドレナリンが過剰状態になり、そしてもはや明晰に考えることはできなくなり、トラウマ的な脅威への反応として、逃げたり、闘ったり、(最もありそうなこととして)凍りついたりしたのです。低次および高次のストレス時における大脳皮質と大脳辺縁系との相互作用を理解することで、このような大脳皮質の能力の喪失を、より明らかにすることに役立つことでしょう。

❖ 大脳辺縁系

脳幹と大脳皮質との中間の部分に位置する大脳辺縁系は、私たちの生存に関する役割を果たしています。大脳辺縁系は、認識し、感覚情報を活用し、「逃走」「闘争」「凍りつき」という防衛反応を始動させることによって、危機の大部分から私たちを守ってくれます。大脳辺縁系は、感覚のインプットを経由して内的および外的環境の状態を評価し、そのデータを脳の他の器官に送ります。扁桃体は、感覚情報に感情的な解釈を割り当て、それに応じて身体にどのように反応すべきかを指示する大脳辺縁系の器官です。たとえば、友人の到着を駅で待っている間、友人とはまだ距離があるのに、あなたの扁桃体が友人の馴染みある姿と足どりをとらえて、あなたはすでに微笑んでいるかもしれません。神経系の時系列的な働きからみると、友人が近づいて来て、彼女の顔を意識的に認識する時点よりずっと前に、あなたの微笑みという反応は起きているのです。好ましくないことの場合においても同様であり、感覚情報（見えるもの、聞こえるもの、臭うものなど）を、危険とつながるものであると評価するのも扁桃体なのです。そのような場合、扁桃体は警鐘を鳴らし、走り去るか逃げ込んだり（逃走）、防

御したり（闘争）、麻痺や気を失ったり（凍りつき）など、通常とはまったく異なるように反応するよう身体に命じるのです。

　大脳辺縁系に属する別の器官に海馬があります。海馬は記憶の整理や想起、そしてトラウマからの回復にとって非常に重要です。中でも出来事を時系列に記銘し、そして大脳皮質にその情報を伝えるのは海馬なのです。一つひとつの出来事に対して、その初盤、中盤、終盤を記録します。たとえば、昨日の一つのエピソード（食事でも、電話でも、シャワーを浴びていたことなど、何でもいいです）を思い出してみてください。その詳細が意識にのぼってくるとき、その出来事がどのように始まったのか、その間に何が起きたのか、そしてその終了について思い出せるかどうかに注意してみてください。

　今現在、私はこのページを書いていますが、近所に住んでいるお年寄りに、彼が人生で初めて購入した新しい携帯電話の使い方を教えたことを思い出しています。彼の家の玄関のドアをノックするところから記憶は始まりました。彼は私を招き入れました。それから、私たちは携帯電話を使うためのさまざまな手順をおこなっていきました。私は彼のために短縮番号をいくつか入力してあげて、彼はそれらの見つけ方をメモしました。そして約1時間が経過しすべてが終了したのです。彼は「ありがとう」と言い、私は「どういたしまして。電話の電源を入れることを忘れないでくださいね」と言いました。彼は私を送り出してくれました。

　私がこのような流れの詳細を記憶しているのは、海馬が働いてくれているからです。通常、どのような出来事においても、海馬は同じように働いてくれることでしょう。出来事がいつ始まり、どのくらい続き、そして終了したのかを、海馬は記憶し、それから大脳皮質に知らせてくれるのです。

　海馬の働きの最後のステップは、出来事の終了を記録することであると特に覚えておいてください。トラウマを思い出すことに関して、このことは非常に大切です。実際、一般的に、PTSDは海馬がトラウマの終了を記

すことができなかったことが原因なのです。トラウマが終了したと大脳皮質に知らせることが、その海馬にはまったくできなかったのです。そのような海馬の機能不全は、本当にPTSDの問題の要であり、おそらく最大の原因でさえあります。海馬がトラウマ性の出来事は終息したと認識し、大脳皮質にそれを告げて初めて、大脳皮質は扁桃体にトラウマは終わったと告げることができます。いったん情報が流されると、身体にもはや過剰警戒や、「逃走」「闘争」「凍りつき」などの反応をする必要性はないと告げられるので、扁桃体は警告反応を止めることができるのです。それがその場であるか、近い将来か、遠い将来かにかかわらず、トラウマが解消するときに起きることです。海馬は、トラウマの終結を認識し、大脳皮質に知らせます。そして大脳皮質は、扁桃体にすべての防御活動を停止するようにと警告するのです。事実、トラウマからの回復を可能ならしめるのは、このような海馬機能の特色があるからです。もしそれがなければ、まるでトラウマが何度も何度もしつこく繰り返して起きているかのように、扁桃体は反応し続けることでしょう。まさにこれが、システムが壊れ、PTSDを発症するときに起きていることなのです。その場合、海馬は出来事の終息を記すことに失敗し、大脳皮質に情報を伝えることができず、そして扁桃体は警報を流し続けることになります。

　扁桃体は、トラウマ性ストレスに伴うストレスホルモンの上昇に影響を受けませんが、海馬は影響を受けます。海馬は、高レベルのストレスホルモンにとても脆弱であり、アドレナリンや他のホルモンが高レベルに達すると正確に働くことはできなくなるでしょう。海馬が再び適切に機能する可能性があるうちに、ストレスの亢進を低下させる必要があるのです。

✣情報プロセスの双子

　ジョセフ・ルドゥー（Joseph LeDoux）[33] は、感覚情報処理過程を二つの経路に区分しています。双方ともリアルタイムにおいては非常に迅速で

す。それにもかかわらず、神経系の速度という意味では、一つの経路は非常に速いのですが、もう一つの経路はかなり遅いのです。一番目の速い経路は、扁桃体を経由し、大脳皮質を完全に迂回します。扁桃体は、内部ならびに外部環境（次項参照）から感覚情報を取り入れ、身体に何をすべきか、どのように反応すべきかを伝えるのです。たとえば、電話で愛する人の声を聞くことで、誰であるのかを認識したり、相手が「こんにちは」と言う前であっても、あなたは深いため息をつくかもしれません。扁桃体は声を聞き、それが親しみのあるものだと認識し、それを楽しい体験と関連づけるのです。有害な感覚情報の場合も同様に働きます。たとえば、煙の臭いによって、あなたが火元を見つけるずっと前に心拍数は加速します。扁桃体は煙の臭いを記銘し、潜在的な危険性と関連づけ、そして心拍数を上昇させることによって、身体が防衛的な行動に備えるのです。この情報処理プロセスの速い経路では、これらの反応は即座に始まるのであり、それは大脳皮質による介入ができるようになるよりずっと前の時点なのです。

　二番目の遅い経路は、情報を意識的な思考で評価できる前頭皮質に、海馬を使って送るものです。先の二つのたとえを使って言うと次のように働きます。愛する人の声を聞くと、海馬は情報を前頭皮質に送ります。前頭皮質はその人物が誰であるのか、最後に消息を聞いたのは、また会ったのはいつか、またその他の重要な情報の同定を可能にします。一方、煙が臭いとき、海馬はその情報を大脳皮質に伝え、そこで煙の元を探る活動や、または煙が消えたり、煙の元が身体に悪いものではなかったりすれば、危険でないと判断する活動がなされるのです。

　生き抜くために、とりわけトラウマを扱う場合に要求されるのは、これら二つのシステムが適切に働いていることです。しかしながら、PTSDに関連するストレスホルモン（第一にアドレナリン）が高いレベルにあると、よりゆっくりとしたプロセスに沿う海馬を無力化する傾向があるのです。覚醒が一定の閾値を越えて上昇すると、海馬は機能を止めます。それがトラ

第4章　心理的なトラウマは身体と脳に、どのような影響を与えるのか？

ウマ性の出来事の最中に起こるとき、時系列性が記録されるにしても正確には記録されないのです。このことが意味するのは、出来事の記憶に構造がないということです。つまり、始まりがなく、中盤がなく、そして決定的なことに、終わりがないのです。そのような場合、まるでトラウマが繰り返し繰り返し続いているかのように、扁桃体は警報を鳴らし続けます。トラウマは終わったというメッセージをまったく受けとっていないので、大脳皮質は扁桃体に落ち着くように伝達することができません。その結果、PTSDを抱える人は、過去の危険に対する扁桃体の絶え間ない反応に疲労困憊してしまうのです。

　このような海馬の機能不全は病気であり、どこかが悪いというサインなのだと思い込んでいる人たちもいます。しかしながら、海馬の機能が停止することは、実際、生き抜くための反応の一部なのです。自分の生命が危機にあるとき、考える前に反応できることは不可欠です。それは扁桃体の仕事です。もし、海馬が脅威下のときに活動し続けていれば、生き抜くために必要な自動制御と素早さの邪魔になることでしょう。それで扁桃体はストレスホルモンのレベルを上昇させ、海馬はいわばオフラインとなるのです。さらに、海馬機能の停止は一時的なものとして想定されていますが、それが残り続けるときに種々の問題が生じることになります。トラウマが過去のものになって初めて、大脳皮質にすべてが終了したとの情報がもたらされることで、海馬は完全にオンラインに復帰することを意味するのです。それが起こらないときにPTSDが発症することになります。

　トラウマからの回復とは、部分的には海馬とよりゆっくりとした情報プロセス経路を、もう一度オンにすることを含みます。それが達成されて初めて、大脳皮質は、海馬の助けを借りてトラウマがもはや起こらないことを認識できるようになり、次に扁桃体に鳴り止まぬ警報を止めるように告げるのです。成功したかどうかは、扁桃体の鳴り止まぬ警報によって生じていた身体的症状（たとえば、動悸、集中困難、神経過敏）が沈静化すること

通常わかります。

✣中枢神経系

中枢神経系は、身体と心理のすべてのシステムの統御センターです。この用語は、身体の全神経系を示すときもあれば、脳や脊髄などの神経系の中枢部分を示すときもあり、適時使い分けられています。脊髄から発する神経は、大きく二つに分類されています。運動神経系に直結するものと感覚神経系につながるものです。

✣感覚神経系

運動神経系（次項参照）、その中でも自律神経系は、トラウマやPTSDについての本やトレーニングにおいて、通常、最も注目されるものです。しかしながら、感覚神経系は、どのように大脳辺縁系（とりわけ扁桃体）がトラウマに反応するのかを理解するに際して多くの鍵を握っています。同様に感覚神経系に直接的に働きかけることによって、多くのトラウマ・サバイバーが、今、ここの安全性の中に着実に歩んで戻る手助けを得ることができるのです。

感覚神経は二つに分類されます。外受容性のものと内受容性のものです。外受容器は、五感（視覚、聴覚、味覚、触覚、嗅覚）の神経です。これらは外的環境から身体への情報を集める感覚です。もう一方の分類である内受容器は、内的環境、たとえば、平衡感覚、内的感覚、目で見ることなしに身体のすべての箇所の位置づけがわかる能力（固有受容感覚）から入力するものです。

トラウマを解消しようとするときに、感覚神経系に注意を払うことは、格別に重要なことになりえます。扁桃体はまわりの環境が安全であるのか、危険であるのか、そしてどのように反応すべきか（たとえば、笑う、走って逃げる、など）を判断するのですが、その情報は感覚神経系から得るので

す。

　パニックや不安障害と同様、PTSDを抱える人たちに共通する習性として、内受容性の感覚に対して、不適切なほど過剰に敏感になる傾向があります。それらの症状のすべてが、きわめて不快な身体感覚（たとえば、急速な心拍数、めまい、など）を背負っているということを考えると、このような習性は理解できるものです。しかしながら、個人が外的環境が安全か危険かを判断するために内的感覚を使うとき、いくつかの問題が生じます。そのような例として、人々は、自分の外受容（感覚）器（視覚、聴覚、嗅覚などの感覚）を、進行中の状況を実際に評価するために使うのを忘れてしまうことが挙げられます。たとえば、心臓の動悸が起きると、人々は圧倒されてしまって、それが危険なケースにあてはまるのかどうかを実際に知ることがないまま、起きていることは危険であると思い込んでしまうのです。このことはある種の罠へと導く恐れがあります。すなわち、サバイバーは、「この状況は危険である。なぜなら内面でそう感じるからである」と思い込むのです。これは欺瞞的な処理プロセスです。現実には、人が最も安全であるのは、状況や環境を評価するために外受容（感覚）器を使うことができるときですが、このことはある種のトラウマ・サバイバーに対して、把握することが難しい概念であり、教えることに大変な努力が要求されるプロセスです。このジレンマから抜け出す方法は、二重意識＊訳注3 を発達させることです(45)。二重意識によって、同時に内的感覚と外的感覚の両方に意識を向けることが可能となるのです。

❖運動神経系

　すべての筋肉は運動神経系に属します。そこには、体性神経系と自律神経系という二つの系統があります。体性神経系の筋肉は骨格筋であり、その各々は関節とつながっています。筋肉は収縮と弛緩を通じて動くことができるようになります。より近いか、あるいはより離れている関節のどち

らの側かについている骨を動かす筋肉の収縮と弛緩を通じて、動きが可能となります。たとえば、ガムを嚙むために、顎の筋肉は、収縮と弛緩を交互に繰り返さなければなりません。このようなわけで、交互に上下の顎骨が近づいたり、離れたりすることによって、上顎骨と下顎骨との間での動きが可能となります。活動を促したり（たとえば、歩く、書くなど）、活動を妨げたり（たとえば、衝動を押さえ込むなど）するような筋肉は、体性神経系に属します。

　自律神経系は、心臓、肺、腸といった内臓と内臓筋から構成されています。ほとんどの体性神経系の活動は、意識的、随意的なものです。しかし、自律（autonomic）神経系は自動的に機能します。事実、ほとんどの時間、私たちの意識外で機能するので、自動（automatic）神経系〔日本ではどちらも「自律神経系」と訳される〕とも呼ばれるのです。

　自律神経系と体性神経系のどちらも、トラウマへの反応に関わっています。脅威に直面すると、扁桃体は身体が防衛反応を起こすように自律神経系に命じます。アドレナリンとノルアドレナリンというホルモンを通じて、扁桃体はこれをおこないます。これらのホルモンは多量の酸素を筋肉に送り込むために、心拍数と呼吸数を上昇させます（体性神経系）。このことで、「逃走」「闘争」に対応する、強く、素早い動きを可能にしたり、防御的な凍りつき反応に対応する筋肉の麻痺（硬直状態であろうが、弛緩状態であろうが）を可能にするのです。

　ストレスの状態でないときには、扁桃体は心臓や呼吸をゆっくりとさせたり、消化や排泄を助けるために血液が内臓に流れるようにすることによって、身体反応が徐々に静まるように自律神経系に命じるのです。そのような状態において、筋肉は（凍りつき反応における弛緩とは異なる）リラックスをさらに体験し、休息と回復が可能となるのです。

❖コルチゾールの役割

　過去2、3年、トラウマへの反応とトラウマからの回復におけるコルチゾールの役割は、混乱をきたすようになっています。コルチゾールの役割はトラウマへの反応の全体のシナリオの一部であるので、実際、ストレスホルモンの一つであるコルチゾールは、多くの人によってストレスを増進するものと間違って見なされるようになりました。このような考えは実際には正しくありません。コルチゾールに絞った研究調査、特にレイチェル・ヤフーダ（Rachel Yahuda）と同僚たち（最初にトラウマにおけるコルチゾールの役割を発見したグループですが）の調査[62, 63]によって、このことは明らかにされました。つまり、トラウマ反応に関しては、コルチゾールは不可欠の友なのです。扁桃体と海馬に関する議論は、PTSD発症の下地として何が起きているのかに焦点をあてたものでした。しかし、PTSDの解消というもう一つの方向性からは、かなり異なるシナリオが見えるのです。

　トラウマ的状況が収束し、逃げる（逃走）か、立ち向かうこと（闘争）で生き抜いたとき、扁桃体は副腎に命令し、トラウマ反応を鈍化するためにコルチゾールを分泌させます。コルチゾールは、覚醒状態を停止させ、自律神経系がストレス状態から平静状態へと転換する助けをします。事実、PTSDを抱える人々にとっての悩みの一つは、コルチゾールのレベルが通常より低下していることです。コルチゾールは、PTSDを抱える人たちに対して、その役目を果たすことができないでいるのです。過去何年にもわたって、PTSDの人たちにトラウマ後も以前同様の機能が果たされることを期待して、コルチゾールを投入する試みがなされました。しかしながら、このような研究の中で、コルチゾールの遅延導入の効果を約束するようなものは一つもなかったのです。

　他の状態でのコルチゾールの役割に関心のある方は、特にうつの研究をみてください。うつに苦しんでいる人たちは、コルチゾールのレベルが上昇するのが典型的です。もし診断に疑問がある場合、コルチゾールレベル

を調べるだけで、よりうつになりやすいのか、PTSDになりやすいのかの傾向がわかるのです[64]。

第 5 章

トラウマ記憶は他の記憶とどう違うのか？

・・・

　PTSDの一番の特徴は、PTSDに伴う記憶の歪みです。時にはトラウマ性の出来事が、完全に忘れられることもあります。よくあるのは、そのような出来事が、不完全に、あるいは断片的に思い出されることです。しかしながら、PTSDを抱える人の記憶の一つの特徴が、とりわけその障害を際立たせています。トラウマを抱えた人々を苦しませ続けているのは、その人たちの心と身体が、自分たちが耐えた出来事を過去のものにできないでいるという現象です。その人たちにとっては、事件の決着はついていません。それゆえに、それがまだ続いているとか、際限なく繰り返すように感じるのです。そのようなイメージが存在することは、トラウマ・サバイバーがフラッシュバックやPTSDの他の症状を発生させる神経系の度重なる過覚醒を起こしていることから容易に観察され、感じられるものです。結果として、（どれが元となるトラウマ時に活性化されたものであれ）「逃走」や「闘争」や「凍りつき」の状態へと再び自律神経系が刺激されて、サバイバーの扁桃体はまるでトラウマの脅威が持続しているかのように反応し続けるのです。通常の記憶はどのように働くのかを概観することは、トラウマ記憶のおかしなところを理解する助けとなります。

✣通常記憶

　脳と記憶の働きについての知見は、20世紀の後半から21世紀に飛躍的

に進歩しました。記憶の理解に革命をもたらした発見からは、わずか2、30年しか経過していません。今では、記憶のプロセスは二つの主要システムによって組織化されていると信じられています。潜在記憶と顕在記憶です。それぞれは個別のペースで発達し、それ自体のプロセスがあり、脳の多種さまざまな部位に同時に働きかけているのです。

✦ 潜在記憶

　潜在記憶システムは、非言語的で、自動的で、そのほとんどが無意識的なものです。手続き記憶と呼ばれることもあります。自転車に乗って、自分が何をしているのかを考えることなく漕いでいるときに活動する想起はこのタイプの記憶です。実際問題、本書を執筆する際に、私は潜在記憶に頼っています。そのおかげで私の指がコンピューターのキーボード上で、正確な文字を速く打ち込むことが可能となっています。潜在記憶がなく、文字を入力するたびに一文字ずつ探しているようであれば、一つのパラグラフを仕上げるのに、非常に長い時間がかかることでしょう。私がすることは単語を思い出すことだけであり、それで(通常は)指が自動的に正確なキーを打ちます。潜在記憶システムは、脳と指との間を直接的につなげるのであり、いったんキーがどこにあるのかを学べば忘れることはありません。

　このように潜在記憶システムは非常に効果的です。一度、手続きが学習されると自動的になり、再びそれについて考える必要は滅多にありません。この自動機能は好ましく、そして便利であり、時間を節約する手続きに対してだけでなく、苦痛を与える手続きにおいても同様に機能するのです。たとえば、もしあなたが成長の過程で、衝突があるときには必ず防御のために引きこもることを学習したのであれば、潜在記憶システムは、あなたを引きこもりにさせる原因となるかもしれません。このことがあなたの自動反応となってしまい、無意識的であったり、不適切であったりさえ

第5章 トラウマ記憶は他の記憶とどう違うのか?

するのです。潜在的なトラウマ反応の議論については、以下の「トラウマ記憶」の項をご参照ください。

　潜在記憶は、遅くとも誕生時、おそらくはそれ以前から利用できるようです。潜在記憶は、外受容性感覚も役割を果たしますが、特に内受容器の感覚を通じて、情報を集める扁桃体の役割に依存しているのです。感情(そして感情を構成する感覚)は、この潜在記憶システムの一部であり、どのような条件づけ(たとえば、上記の引きこもりがその一例)も同様です。

　私の盟友であり同僚のマイケル・ギャビン(Michael Gavin　過去、私の著作で何度か言及したことがあります)は、最近、体験した潜在記憶の想起に関する驚くべき一例を、私に話してくれました。

　「数年前、僕は、ロンドン市内での仕事の打ち合わせに向かっていたんだ。ロンドンを訪れたのは、10代後半のとき以来だった。打ち合わせの場所を探していると、突如、強烈で訳のわからない感情と感覚の塊に気がついた。心臓は速く打ち出し、顔面が赤くなり、ピリピリと痺れてくる。気づいたのは、興奮や不安であり、そして好ましいものとそうでないものが同居するような予感だった。うろたえたよ。何かに取り憑かれたと感じた。それでも通りの景色を見ていると、驚いたことに、40年間変わらないレストランの正面玄関に目がとまった。そのレストランは、僕が18歳のとき、当時付き合っていた彼女とディナーに行った店だった。初恋で、そのとき初めてディナーに誘ったんだ。過去とのつながりができると、切実な期待感、当惑感、高揚感と不安感、欲望と気後れなど、さまざまな感情の混じった感覚が、再び僕の身体中を駆け抜けたことも意味を持ちはじめた。その体験の誘発因子(トリガー)を特定する時間がとれたことに感謝した。それは、最初に見回したときには、意識的には確かに認識していなかった体験だった。もし特定できていなかったら、18歳時の感情の衝撃を、現在60年物である僕というシステムが受

けることで、自分は少し狂ってしまったのだと思わされていただろうね。あるがままに、過ぎ去ったすべての年月についてちょっとした哀愁を帯びた色調を感じながら、その体験を楽しむことができたのさ」

　以上のようなことは、潜在記憶システムのなせる技です。身体記憶と感情を記録し、誘発因子(トリガー)があると、それらを私たちに再想起させるのです。それがどこから来ているものかを同定できることはよくあり、そこには混乱はありません。たとえば、馴染みの食べ物の匂い、愛する人の姿、懐かしい歌を聞くことなどです。しかし、引き起こされた感覚が、不快であったり、脅威でさえあったりすると、誘発因子(トリガー)を同定することは、容易にできる場合もあればできない場合もあるのです。詳しくは、「トラウマ記憶」の項をご参照ください。

✤顕在記憶

　顕在記憶システムは、潜在記憶システムより後に利用できるようになります。通常、子どもが3歳に達するまで、完全に機能することはありません。顕在記憶システムの発達には、大脳辺縁系に属する海馬ならびに話し言葉の双方の成熟を伴います。「エピソード」という用語が、出来事の語りを構成する顕在記憶システムの主要機能の一つとして、「顕在」という言葉の代わりに使われることもあります。それは「これが最初に起こり、それからあれが起こり、そして最終的に起きたことは」といったような具合に、です。言葉を想起するとき、たとえば、歌、料理のレシピ、取扱説明書、業務遂行手順、出来事の描写、事実の報告のときなどにも、顕在記憶システムは働いています。

　顕在記憶の中枢は、海馬と大脳皮質の両方の機能です。海馬は主に時間(いつ)と空間(どこ)の状況を大脳皮質に伝達します。他に関連する詳細や事実を伝達する役割も果たします。前章の議論では、開始、中間、終結と

いう出来事の連続性を思い出すことにおける海馬の重要性に注目しました。このように、私たちの生活の出来事は時系列で成り立っているのです。たとえば、あなたが高校に通っていたのは、あなたが初めて自宅を購入したときより以前の出来事であるという顕在記憶があります。顕在記憶システム内における適切な海馬機能のおかげで、それが正しい順序であることがわかるのです。

✥ トラウマ記憶

　トラウマ性の出来事中に放出されたストレスホルモンは、出来事をどのように記憶しているのかに関して、とても大きな影響を与える可能性があります。トラウマ性の出来事の間、海馬はストレスホルモンに襲われ、その機能が抑制されるので、顕在記憶システムは利用できなくなるおそれがあります。ただ、どのホルモンが海馬を抑制する要因であるのかはまだ明らかではありません。アドレナリン、ノルアドレナリン、コルチゾールのどれかが要因であるとする研究や、それらの一つないし二つが果たす役割の可能性に疑問を呈する研究も読んだことがあります。現時点では、記憶とPTSDに関する科学は、いまだに歴史の浅いものです。次の10年か20年のうちに、もっと明らかになることを期待したいと思います。

　まず最初に、トラウマ性の出来事中もトラウマ想起に関しても、双方を支配するのは潜在記憶システムです。その理由の一つとして、潜在記憶システムは、ストレスホルモンによる影響を受けないことがあります。潜在記憶と最も関係の深い大脳辺縁系の器官である扁桃体も、ストレスホルモンの影響を受けません。それゆえ、顕在的な事実や出来事の進行を思い出すことができないときでさえ、感覚と感情の双方において、豊富な潜在記憶が存在しうるのです。内的および外的環境にある何かが、容易に原因を同定できずに、たくさんの潜在記憶を誘発することが、PTSDの症例や不安やパニックの発生においてはよくあります。

トラウマ治療の第I段階（第7章参照）の一部として、サバイバーの日常生活における誘発因子(トリガー)を見つけることが含まれるでしょう。時には、それは誘発因子(トリガー)の同定に役立つだけですが、誘発因子(トリガー)の力を直接的に減少させたり、中和するような変化をつくり出すことが必要となる場合もあります。

✤ブレットとジェフリーのトラウマ記憶

ブレットとジェフリーには二人とも、体験した出来事の記憶についての大きな障害がありました。ジェフリーは爆発とその直後についての顕在記憶がほとんどありませんでした。しかしながら、その出来事の潜在記憶はあって、多くの誘発因子(トリガー)があったのです。ジェフリーは大きな騒音、とりわけ花火の音には非常に過敏でした。

レイプから12年経って再発したブレットのトラウマは、彼女の婚約者との性行為の最中に引き起こされました。正確な誘発因子(トリガー)を見つけるまでにいくぶん手間どりましたが、いったんそれが明確になると、ブレットは救われました。その親密な状況のときに、彼女はレイプされたときと非常に似通った身体的な姿勢をとっていたのです。ブレットの潜在記憶は、固有受容感覚によって活性化されたのです。固有受容感覚とは（第4章を思い出してほしいのですが）、内受容感覚神経系の一部です。固有受容的な誘発因子(トリガー)は、見逃されることもよくありますが、PTSDではかなりよく見られるものです。

第6章

どのような人がPTSDになる／ならないのか？

…

　人生のある時期に生命や身体的な統合性を脅かす体験をすること、というDSM-IV-TR[2]の定義によると、一般的に、世界中の90％もの人々が、トラウマを経験したことがあると推定されています[20]。しかし、その人たちのすべて、あるいはほとんどの人たちはPTSDを発症するわけではありません。その数字に驚かれるかもしれませんが、前にもふれたように、実際にはトラウマ性の出来事にさらされたうちの20％程度の人たちだけが、PTSDを発症します[14]。しかしながら、予想できることでしょうが、他の人間による（暴行、レイプ、拷問、近親姦などの）原因で苦しめられる人たちの率は、自然災害（洪水、地震など）や事故（墜落、負傷）に遭遇した人たちより、さらに高くなっています。

　長い間、PTSDに対して脆いかどうかは、その人が遭遇したトラウマの種類によると推測されていました。DSM-Ⅲの1980年版における最初の基準 (p.238)[1]では、「ほとんど全員に重大な障害の症状を引き起こすであろう」出来事から、PTSDは起きることになっているのです。ストレスやトラウマ性の出来事に対する反応は、人によって異なるという認識は、その後数年経ってからのものでした。例として、2010年に甚大な被害をもたらしたハイチ地震後のハイチ市民による反応のニュース映像を、証拠として取り上げてみましょう。恐怖にとらわれている人もいれば怒っている人もいます。そして、混乱に乗じて略奪や盗み、子どもを売る人も少なか

らずいました。しかしながら、ほとんどの人は、水や食料を分けあったり、避難所や安全な場所をつくったり、路上で集団で歌って共同体意識や楽観的な意識を育むことにさえ、落ち着いて協力していたのです。誰がトラウマを背負い、ついにはPTSDを発症するのか、そうでないのかの違いは、個人の脅威に対する知覚と反応によるということは、今や非常に広く受け入れられていることです。そのように、トラウマはかなりの程度、人によって見方が(精神的にも、身体的にも)異なります。

　私に近い人の最近の例が、このことのわかりやすい説明になることでしょう。84歳の友人であるハワードは、最近、ナイフを突きつけられて車を盗まれました。警察は、ハワードを自宅まで送ってくれました。ハワードは、自宅に着くとすぐに私に電話をかけ、その出来事を話しました。彼は本当に冗談が好きなので、最初は彼の話を疑ったのですが、その後、彼のことが心配になりました。しかし、彼は怪我をしていなかったので、心配するのをやめました。泥棒たちが欲しかったのは車だったので、車のキーを渡したらハワードは取り残され、泥棒たちはそのまま車で走り去ったのです。しかし、当然ながら、ハワードの感情的な状態も心配でした。「大丈夫？　怖くない？」と尋ねました。彼の返事に私は驚きました。「いいや。怖がっていてもそんなことには意味がないだろう」と答えたのです。私は続けて、「怖くなかったのね？」と、言葉を投げかけました。「ああ。怖がる意味がないし。ただ怒りがおさまらないだけだ！」そのような感じでしたが、彼は大丈夫でした。ハワードが話をしたとき、怒っていましたが、それは理解できます。しかし、彼は、そのときもその後も、少しも怖がったり、不安がることはありませんでした。泥棒たちは車が欲しかっただけであると信じていたからです。それで、自分の生命が危険にさらされたとは、まったく感じていなかったのです。すべての鍵が盗まれたので、自宅の鍵を取り替えるのはよい考えだと、彼は同意したので、暗くなる前に取り替えました。しかし、それは彼にとってあたりまえの予防措置に過

ぎず、侵入を恐れたのではなかったのです。

　もし私が同様の状況に置かれたら、異なった感情的な反応をとることは確かだと思います。この話を読まれたみなさんのかなりの方もそうではないでしょうか。多くの人にとって、命を心配するような体験であり、中には似たような状況下で、PTSDを発症する人もいることでしょう。しかし、すべての人がそうなるわけではないことも明らかです。それでは、トラウマが、客観的にトラウマになりそうな出来事の必然的な結果ではないとすれば、このことは私たちの理論と治療にどのような影響を与えるのでしょうか？　次のような疑問が浮かぶことでしょう。同じような生命を脅かす出来事に直面した場合、その影響をまったく受けない人、トラウマを受傷しても容易に回復する人、そしてPTSDを発症する人とを分けるものは何であろうかという疑問です。以下の議論から、その疑問への答えになるものが見えてくるかもしれません。

✣周トラウマ期解離

　解離とは、何かの理由で意識が分裂することを意味します。解離性障害は、第3章でもふれたように、ある種の慢性的な分裂を含みます。多くの人は障害を持っていなくても、解離の状態を一度かそれ以上、体験することはありえます。もし車の運転の記憶がほとんどないとか、まったくないにもかかわらず、自宅に帰っていることに気づいたとすれば、あなたはよくある中度の解離状態だったのです。自宅までの車の運転はあまりにも日常茶飯事的なことで、すべて自動的な行動に任せておけばよいので、あなたの心は何か別のことに思いを巡らせるわけです。

　トラウマ性の出来事の間の解離、すなわち周トラウマ期解離は、とてもよくあることです。意識は分裂し、その結果、体験や記憶が歪みます。そのようなエピソードの後に、時間の経過がゆっくりになるとか、何ら感情も痛みも感じなかったとか、時にはまったく出来事を覚えていない、とか

述べる人たちがいます。それは、トラウマ性の出来事の最中に起きる解離による時間的調節であり、誰がPTSDを発症するのか、しないのかを予測できる大きな要因であり続けています[34, 40]。

文献的にあまり議論はされてはいませんが、「凍りつき」反応と解離の間には関係性があるに違いありません。脅威に対する反応で凍りついてしまった多くの人たちは、解離状態の人たちと同種の障害について多く語ります。臨床家として、両者の違いを述べるのが困難なときもあります。それゆえ、トラウマ性の出来事の最中の「凍りつき」によって、PTSDの発症を予測することも可能かもしれません。ただし、この私の仮説を支持する理論的な文献はまだ見つけられていないのですが。

✣ トラウマの病歴をとる

セラピストにとって、各クライエントについて、精度の高いケース・ヒストリー（病歴）をとるのはよい考えです。クライエントにとって、自分自身の背景についての意識を持っていることは、自分自身が取り組んでいるトラウマをより大きな文脈に置いてみる助けとなることでしょう。一般的に、幼児期のリソースと欠損について知っていることは、後に問題やトラウマを理解し、解決することに、プラスとなるのです。さらに、これまでにあったトラウマ性の出来事のリストがあれば、それぞれの出来事を見渡すことや、いつどのように、それぞれに取り組むのがよいのかを優先づける際に役立つことでしょう。

しかしながら、いつがクライエントの病歴をとるべき時期であり、いつが振り返りをやって、自分で記録を書き上げる時期であるのかを、セラピストが分別していく際には、重要な順序が存在します。クライエントが過覚醒やフラッシュバックの状態になってしまうのを最小限にするために、詳細にこだわらずに今までの経緯を積み重ねることは、最大限に重要視すべきです。つまり、トラウマ性の出来事に名前をつけたり、リストをつく

ることだけに限るべきです。防御に役立つ境界線を維持しながら必要な情報を得ることによって、病歴をとるのは単に過去の情報を集めるだけで、手に負えないトラウマ記憶の洪水を引き起こすことではないということをはっきりとさせる助けとなるでしょう。事実、トラウマを抱えている人たちにとって、（セラピストと一緒に、または自分自身で）そのようなリストをつくることが、まさにトラウマを封じ込めたり、心を落ち着かせるエクササイズになりえるのです。人生のさまざまな苦しみの理由を、明快かつ適切な形で書き上げた紙を見ることで、安心を感じられることもあります。付け加えると、ペンと紙を使って書き上げたこの種のリストは、トラウマは決して無数にあるものではなく、限りがあることの証拠にもなります。これは封じ込めの一つの型で、回復へのゴールにさらに近づくことができます。少なくとも、セラピストとクライエントの双方が、トラウマの回復への見通しとアプローチをつくり上げる助けとなるでしょう。

　そして、もちろん誘惑（それもしばしば抗し難い）があり、トラウマとして挙げていく際には（セラピストの場合）もっと深いところまでいきたいとか、もっと情報を得たいとか、（クライエントの場合）詳しく数え直したいと感じます。ここがまさに我慢のしどころで、技術や決断などがすべて要求されます。クライエントを圧倒感に苛まれることから守るために、この時点では、一つひとつのトラウマを挙げるだけにしておく必要があります。たとえば、

- 私は15歳のときにレイプされた。
- 親しかったおじいさんは、私が8歳のときに突然亡くなった。
- 22歳のとき、重大な交通事故に遭った。

　もっと知りたいとか、話したいというとても強い誘惑があるでしょうが、それぞれに記載されていること以上にリストに加える必要はありませ

ん。この種の抑制を維持することは、セラピストにとってもクライエントにとっても、封じ込めのエクササイズになることでしょう。さらに過去のトラウマの詳細でなく、ただ項目を挙げることを学ぶことは、他の今まで手に負えなかったように思える症状のコントロールを学ぶに際して、決定的に重要な第一歩かもしれないのです。

　このことは、トラウマ・セラピストに対して非常に重要な問題を提起します。トラウマを抱える人々と職業的に付き合う人は誰であっても、その人たちの好奇心を封じ込めるように心得ておくことは、きわめて大切なことです[49]。一人のクライエント、もしくはクライエントの多くに起きたことの詳細を知らないでいるという度量を持ち、それを維持することはきわめて重要なのです。詳細な情報を知ることなく、クライエントを助け続けられるようにする必要があります。専門家の側に「封じ込め」の力量が欠如していると、助けるどころか、未熟に、時にはまったく不適切に、あなたが助けたいと思っているクライエントを、圧倒感を伴う調整不全やフラッシュバックや、さらに悪化した症状へと一直線に駆り立ててしまう危険性があるのです。

　同様のことが、トラウマを抱えている人の友人や家族にも言えます。サバイバーにとって、トラウマの実際の詳細を明らかにすることはよくないであろうと考えられるため、友人や家族が詳細を知ることはまったく適切でないかもしれません。一方、サバイバーを愛する人たち自身にとっても、その詳細を聞くことは有害になりうるのであり、その人たちがトラウマを抱えることすらありえるのです。思い出してください。DSMのPTSDに対する基準の一つに、愛する人に降りかかったトラウマについて聞くことが含まれています。また別の大切な注意点があります。それは、トラウマの詳細を親しい人たちに話すことは、その中の何人か、もしくはすべての人との間での交際を、（将来の関係性にプラスにならない形で）変化させてしまう危険性も孕んでいるということです。

✤ リソース(資源)

　トラウマの病歴をとるための(実際には、トラウマを全体的に取り扱うための)もう一つの役立つ戦略は、リソースにとても多くの注意を払うことです[45]。ここでのリソースとは、人が苦難に対処していくのを助けるいくつかの要素のことであり、以下のものを含みます。

- 実用的なこと。たとえば、ドアや窓につける丈夫な錠、煙を出す警報器、適切な避難場所と食料など。
- 強さや機敏さなどの能力。ウォーキング、スポーツ、ウェイトトレーニングのような身体的なリソースとして貢献するすべてのもの。
- パーソナリティのくせや防衛機制は心理的リソースの例である。
- 現在のものか過去のものかにかかわらず、支援的である、愛がある、守ってくれるような人間や動物は、非常に重要なリソースである。
- 宗教や安全なスピリチュアルな信仰や実践(自然とのつながりを含む)は、とてつもない慰めと安心を、多くの人に与えてくれる。

　PTSDを発症する人と発症しない人を明確に分けているものの一つは、リソースの量と効率性です。リソースの中でも、特に人間、動物、スピリチュアルな世界からのサポートです。数年前、10代に惨い虐待を受けてきた青年に会ったときの、人による単純なサポートの力を思い出します。私に状況とシナリオのあらましを語ったのを聞いて、この若者はPTSDを発症したであろうと予測していました。しかし、実際には、専門家の援助をまったく受けなかったにもかかわらず、彼はまったく問題なく過ごしていたのです。どうしてPTSDを発症しなかったのかを尋ねたところ、二つの大切な要因について語ってくれました。一つ目は宗教でした。二つ目は当時飼っていた犬で、事件後もずっと彼のそばに寄り添っていたのです。その犬が、その2、3年後に亡くなったことは悲しいことでしたが、その

犬がそばにいるという感覚を、彼はいまだ持ち続けていたのです。今の生活で困難を感じるときには、宗教的信仰と愛するペットの思い出を呼び起こすのでした。

✤ストレス予防

　まったく素晴らしいことに、トラウマは必ずしも悪いものではありません。短期間であれ長期間であれ、ストレスがいったん解消すると、トラウマを体験した結果、小さなものであれ大きなものであれ、日常のストレスによりうまく対応できるようになることに役立つこともありえます。事実、トラウマ性の出来事の間、多量のアドレナリンを分泌する目的の一つは、将来的に似たようなことがあったときに避けられるように、よりうまく対処できるように、脳に出来事の記憶を強く焼きつけることであると推測されているのです。

　2001年9月11日の世界貿易センタービルへの攻撃や、2004年12月のインド洋津波（スマトラ島沖地震津波）、2010年2月のハイチ地震のような出来事から、トラウマは犠牲者だけでなくヒーローもつくり出したことを私たちは知っています。もちろん、ヒーローといってもPTSDの免疫を持っているわけではありません。一方、他人を助けるという行為によって、トラウマの心理的影響のつらさが減少することはよくあるのです。

　みなさんは、カーリングという競技をご存知でしょうか？　冬季オリンピックで見た方もいらっしゃることでしょう。凍結した地面に、プレーヤーの一人が重いディスク（円盤）を滑らすように投げるいっぽう、箒を持った他のプレーヤーたちはそのディスク（円盤）の前を猛烈に掃くというおかしなスポーツです。ディスクが円形のゴールの中の狙いの場所に着地するよう、（こっちの方向やあっちの方向に、速くあるいは遅く）移動することを助けるためにそうするのです。比較的最近になって、子どもたちにとってスムーズな方向へ常に掃いていこうとする親を表現するために、「カーリ

ング・ペアレント」という用語が北欧でつくり出されました（もともとデンマーク語やスウェーデン語に由来するものと聞いています）。「カーリング・ペアレント」とは、子どもが感じるストレスを最小限にしようとする親を意味するようですが、そのような親は、おそらく不適切だったり未成熟なかたちで争いや問題に介入することさえあるのです。その意図は、可能な限りストレスのない生活を子どもに与えることです。このように子どもたちを保護する人たちは、すべてのストレスは害であると信じています。同じような現象に対して別の表現もあります。「ヘリコプター・ペアレント」や「ホバリング・ペアレント」です。不幸なことに、意図としてはとても意味があるにもかかわらず、このような子どもたちの多くは、期待よりも乏しいレジリエンスを持って、そのような家庭から生み出されているのです。すべての争いやストレスを防ぐことは、健全な方法でストレスや逆境に対処するために必要とされるツールやリソースを発達させる能力を奪ってしまうのです。発達早期の保護は、子どもを助けるように見えたとしても、ある意味では、実際には子どもたちにリソースのかなりの部分を与えることができないという結果に終わりました。通常のストレスを扱わなければならないことを通じて獲得できたであろうリソースが、その子どもたちには備わっていないのです。

✚ 愛着（アタッチメント）

　1990年代から21世紀に入るまでに神経科学は心理療法に追いつき、心理療法家が観察を通じての直観や常識からすでに知っていた多くのことに対して、科学的な説明をもたらしてくれました。中でも最も明らかになったことは、生後から子ども時代を通じての母親（もしくは第一養育者）との関係性の大切さです。この関係性は、他の何にもまして、後にストレスやトラウマ性ストレスを含むあらゆる苦難にどのように対応していくのかを決定づけることに、決定的に重要なのです。健全な愛着の絆は、レジリエン

ス、情愛の許容と調整、楽観主義、自己評価などを満たします。これらすべての特性は、（トラウマを含む）人生のさまざまな起伏に対処していくために必要です。幼児期の関係性が満足できるものであり、愛情に満ちたものであるほど、人が困難に直面してもそれを克服することが容易になるのです。健全な愛着を持っている人なら、PTSDにかかることはないと言っているのではありません。しかしながら有利ではあります。

　論理的には逆の状況もありえます。幼少期の愛着に一度ならずも失敗した場合、その影響は生涯を通じて感じられるかもしれません。傷つき、放置され、あるいはただ恒常的な愛情あふれるケアを幼少期に受けられなかった人々は、人生を通じて困難から簡単に戻ってくるという能力を伸ばすことができないかもしれません。

　しかしながら、レジリエンスを失う可能性もあります。よい絆を伸ばしてきたとしても、傷つくことはありえるのです。トラウマが非常に大きく圧倒的なものの場合、いくら愛着やリソースを身につけていたとしても、PTSDは出現してきます。しかし、最も安全な幼児期の基盤を持っている人は、トラウマの克服も最高のかたちでなされるのが普通です。

✤性差

　トラウマに対する脆弱性や反応における男女の性差を探究する文献は驚くほど少ないのです。これは不幸なことです。なぜなら、さまざまな性差を理解することで、セルフヘルプの方法と同様に、治療法の選択の改善もできるからです。男性、男の子であるのか、女性、女の子であるのかによって、同じような出来事に対しても異なる体験や結果になるかもしれないということを理解するだけで、自分が他の人と違った反応をすることに混乱し、恥ずかしく感じているかもしれないサバイバーを慰めることが可能となります。

　男性や男の子は、確かに多くのトラウマに苦しみますが、研究によると、

トラウマの曝露とPTSDの発症の双方ともに、女性や女の子の方がより高い割合を一貫して示しています。このような不均衡の理由は、女性が性的虐待や近親姦に対して、男性よりずっと脆弱であることに関係していることは明らかです。男性も性的な犠牲者になる可能性はありますが、その頻度はかなり少ないものです。男性や男の子は、他の暴力、事故、兵役などの行為を通じてトラウマに遭遇する可能性の方が高くなります[6, 57]。

周トラウマ期解離についての上記の議論に関連して、神経心理学者、中でもアラン・ショア (Allan Schore)[50] とブルース・ペリー (Bruce Perry)[41] は、男性はトラウマに対して、「逃走」や「闘争」をサバイバル反応として選択するようだが、女性や子どもは、解離や「凍りつき」反応をとる傾向が高いとの所見を述べています。このこと自体が、女性の方がPTSDを発症する可能性がはるかに高い理由なのかもしれません。

✤ 文化の違い

トラウマからの回復、PTSDの発症と同様に、それらに対する反応にも文化はとても大きな影響を与えるものです。このことは、調査研究、文献、実践において見逃されることがよくあり、その大部分は、「第一世界」と呼ばれる先進国（特にアメリカとヨーロッパ）に、偏っています。イーサン・ウォッター (Ethan Watters) は、その物議をかもした著書『クレイジー・ライク・アメリカ——心の病はいかに輸出されたか』[58] において、西洋世界が精神病理学の観点 (PTSDを含む) を第三世界に押しつけ、時には破滅的な衝撃をもたらしていると論じています。トラウマ研究とその治療は、アメリカやヨーロッパで主に発展してきたものなので、彼の指摘の多くは有意義です。さまざまな介入法が、たとえばアジアやアフリカにおいて、それらの地域文化における潜在的な妥当性の評価や調整をされずに、普遍的に適用されています*訳注4。ウォッターによると、その結果、トラウマをうまく扱うための文化的な内面のリソースの喪失につながってしまうので

す。そして、そのような喪失がなければ、専門家による介入は不要だったのかもしれません。いくつかの症例では、西洋世界の専門家による介入がない方がもっとましな結果になることを、彼は見てとったのです。

　私がウォッターの見方に同意したくなるのは、彼の観察や関心事のいくつかが、長年にわたって私も共有してきたものだからです。制限はありましたが、第三世界でトラウマに取り組んでいるセラピストへの無償のコンサルテーションを提供しながら、私は他の地域に入り込むことができました。そのような地域の多くのところでは、必要とされるものは非常に異なります。西側用に開発されたツールの多くは、あまりうまく機能しないし、文化的な規範や信念大系と衝突することは明らかです。心理療法やトラウマ専門家たちが出現するずっと前から、第一世界と第三世界双方の文化はうまくやってきたということを決して忘れてはなりません。私や、私の方法、私の本が存在する前からその人々はトラウマを生き抜いて来たのであり、そして私がいなくなった後も生き抜いていくであろうことは、私を謙虚にさせてくれる事実です。多くの文化では、伝統的な絆や、援助や、共同体こそが、トラウマからの回復の鍵なのです。それぞれの文化での生き方に適していて、矛盾がないようにトラウマを癒すには、文化がすでにその構成員を助け、癒している方法を支援することが、実りある貢献をするための中心となります。それは、おそらくは歓迎できない、それどころか潜在的にダメージを与えることさえある異国の哲学や方法よりずっと好ましいのです。

　例を挙げます。第三世界の大きな国でトラウマにボランティアとして取り組んでいるゾーイーは、私に不満を話してくれました。それは、彼女が契約した村人を助けるために、現地に持ち込んできたツール類を使うことができなかったということでした。トラウマに対処するその村独自の方法は、それについて冗談を言い、それから忘れ、強くなるためにお互い話しあうことでした。村人の一人ひとりが、自分たちは対応できるんだと確信

第6章 どのような人がPTSDになる／ならないのか？

していくのです。そのセラピストは、村人がより深い感情にふれ、体験したトラウマについて語れるような援助を望んでいました。しかし、私がアドバイスしたのは、まず最初に、彼女が現地でのやり方を教えてもらうように現地の人にお願いをする、ということでした。ある程度交流と信頼が深まった後に、彼女は村人に、彼らの文化では感情が（あるとすれば）どこにあるのかを尋ねることができるかもしれません。そのようなやり方で、現地の伝統的な対処の仕組みに敬意を払いながら、彼女は自分の考えを導入することができるかもしれません。そして、もし彼女が考えるような感情的な表現に対応する場がないようであれば、自分の考えは捨てておく必要があります。その文化の中で、怒りを穏やかにし、トラウマを癒すことにおいて、ムーヴメント、音楽、ダンスの果たす役割を探るエキサイティングな探究が必要なものであることが明らかになったのです。

しかし、文化差に注意を払うのは、国外だけでよいということではありません。このことは世界中のどこであっても、トラウマの犠牲者を援助する役所、部局、機関の内部ではとても大切なことです。ある国で援助が呼びかけられているというだけでは、援助を求めている人たちがその国の住人であるのか、その文化の担い手であるのかはわかりません。結束力のあるコミュニティ内においてさえ、一区域隣、一ブロック隣、一軒隣であっても、文化が非常に大きく異なることさえあるのです。

トラウマ・セラピスト（どのようなサイコセラピストもですが）ができる最高のことの一つは、クライエントに自分たちの文化を教えてくれるようにお願いすることです。このことで、クライエントの個人的な欲求（ニーズ）と同様、文化的背景にも光をあてて、さまざまな介入法の妥当性についての恒常的な議論を含めることができるのです。

本を書いているときに、私はこのジレンマをとてつもなく自覚しています。私の書く本のすべては主に西洋の読者向けです。私は個人の違いを尊重することの大切さを強調しますが、それは起こりうる文化的なギャップ

を埋めあわせる方法の一つにもなっていると考えるからです。それが治療結果を高めたり、邪魔をしたりする文化的、宗教的、またはその他の種類の違いを認め、尊重することが確かにできるようになるための私が知る唯一の方法です。

❖ どのような要因が、ブレットとジェフリーのPTSDに対する脆弱性の原因となるのか？

　ジェフリーにとってPTSDとは、トラウマ性の体験に引き続いて起きる可能性の高いものでした。ある意味、PTSDに対する先入観が植えつけられていたのです。ジェフリーは、アルコール中毒で暴力をふるう父のいる不安定な家庭に育ちました。母親は慢性的に病弱であり、陸軍に入隊するほんの1年前に亡くなっていました。何人かの親友もいましたが、彼の幼少期に得ることができなかったものを埋めあわせることはできませんでした。さらに彼が遭遇したトラウマは、恐ろしく悲惨なものであり、軍隊勤務のとても早い時期に起きたのです。兵隊が直面するであろうつらい出来事に、少なくともある程度は対応できるような分厚い面の皮を身につける時間的余裕は、ジェフリーになかったのです。

　ブレットの事態は異なるものでした。彼女の幼少期はとても安全で、両親ともよい絆で結ばれていました。それが部分的には、彼女のトラウマの深層部が12年間も明らかにならなかった理由でもあります。友人や家族のサポートが十分であると誰もが思っていました。長い年月の後にPTSDが表面化したとき、しばらくの間、ブレットはその理由がわからず、途方に暮れたのです。徐々に彼女自身にもセラピストにも、レイプ後の解決のように見えたことは、緩和にすぎなかったことが明らかとなったのです。彼女の両親は娘のレイプにかなり混乱していたので、ブレットはさらに両親が苦しむことのないように、急激に回復したのでした。治癒と見えたことは、現実には彼女の混乱の大きな部分を隅に押しやる企てだったので

第6章　どのような人がPTSDになる／ならないのか？

す。時には、このような解離や抑圧が、生きている間ずっとうまく続くこともありえます。しかし、ブレットの場合はそうではありませんでした。初期に彼女を助け、後に彼女のPTSDの悪化を防いだのは、最終的に両親との間の愛だったのです。

さらに、ブレットはレイプの間は凍りついていましたが、これは非常に典型的に起こる状態です。多くのレイプ被害者と同様に、彼女は反抗することができなかったのです。ジェフリーは、地雷が爆発したとき解離しました。とてもとても悪い幻覚症状（トリップ）を感じているかのような筋書きの記憶を述べるのです。二人とも出来事が起きたとき、何もできなかったことに非常に大きな恥を感じ、苦しんでいたのです（トラウマとトラウマ治癒における恥の役割に関しては、第13章を参照のこと）。

第**7**章

PTSDを治療する

・・・

　トラウマとPTSDの治療は、20世紀の最後の10年から21世紀の最初の10年にかけて加速しながら著しく進歩してきました。現在、トラウマ・サバイバーに対して数十もの選択肢がありますが、それぞれの治療にはそれぞれに独自の問題点もあります。

　以下の章では、心理療法の世界のさまざまな選択肢についてふれます。それには、認知療法、ソマティック心理療法、エネルギー療法、そして、精神分析ならびに精神力動的アプローチのような、より伝統的な心理療法（第8章）、主に薬物処方に関わる精神医学（第9章）、トラウマ治療への応用で特に心理療法で再発見されてきたマインドフルネスと瞑想（第10章）、そして、ヨーガのように有効な補助となると考えられる身体技法（ソマティック）（第11章）などが含まれます。しかしながら、個々の介入法に注意を向ける前に、どのような指向性のトラウマ療法にも関連する基本的な問題のいくつかにふれておくことが大切です。

❖ 段階的治療：構造的トラウマ療法の理想型

　19世紀末から20世紀初頭にかけて、ピエール・ジャネは、ヒステリーとトラウマの研究と治療に専門的に取り組んでいました。多くの意味で、彼は近代トラウマ療法の父と考えてよいでしょう。彼の洞察は、今日、実践されているトラウマ療法に多大な基礎を提供しています。近代的療法に

とって最も大切なことですが、ジャネは、ヒステリーとトラウマに取り組むための論理的構造を見つけ出しました。それは、今日においてもきわめて重要な基盤であり続けているものです。トラウマの治癒には、3段階からなるアプローチが必要であることを、ジャネは見つけ出しました[27, 28]。

- 第I段階：安定化と安全性
- 第II段階：トラウマ記憶の想起と処理
- 第III段階：家族と文化の統合と通常の生活

各段階は、トラウマ治療において、統合的な役割を果たします。

◆第I段階：安定化と安全性

　最初の段階において強調されることは、トラウマ・サバイバーが症状をコントロールできる能力を獲得するための援助をすることです。これは、個人の日常生活の状況を確かに安全かつ安心できるものにする必要性があるからであり、また治療環境と治療関係を確かに安全であると感じてもらう必要性があるからです。このステップの大切さは、強調してもしすぎることはありません。トラウマからの回復が実現されるかどうかの生命線なのです。安定化と安全性の目的を達成するために、時間を費やすことの見返りは大きいでしょう。この段階が不十分であると、それ以後の段階（特に、以下に議論する第II段階）で、不必要な問題や危険を招く恐れがあります。多くのクライエントとセラピストは、第II段階の取り組みに到達するのを急ぐあまり、第I段階が不十分であったり、まったくスキップしてしまったりします。それは根本的な誤りです。最初に安定化と安全性の確立がなされないと、第II段階と第III段階の取り組みは、不可能になったり、結局、もともと必要であった時間よりもさらに多くの時間が必要となることになるのです。トラウマ性の出来事に焦点をあてていないという理由か

ら、第Ⅰ段階をトラウマ療法や治療そのものの一部であるとみるのは適切ではないと誤って軽視する人たちがいます。しかしながら、この第Ⅰ段階を成し遂げることは、トラウマからの回復において、非常に重要な（おそらくは最も重要な）ステップなのです。それはトラウマ治療の肝であり、少なくとも第Ⅱ段階の大切さと同様なものです。

　本書の序文で、トラウマ治療の最も大切なゴールとは、トラウマ・サバイバーの生活の質（QOL）の改善であると提唱しました。そのゴールは、第Ⅰ段階の安定化と安全性のゴールとも合致するものです。ほとんどのトラウマ・サバイバーにとって、自分の症状を手なずけること、そして身のまわりの環境を安全にすることは、自分たちの生活の質を大いに改善することでしょう。

　サバイバーの中には、第Ⅰ段階を成し遂げるのにほとんど時間を要しない人たちもいます。この種の人たちは、通常かなりのレジリエンスを持っています。その人たちには、自宅があり、家族がいて、すでに適切な友人とのつながりがあって、欲求（ニーズ）をサポートする体制が整っているのです。この種の人々に対しては、第Ⅰ段階は一度か二度のセッションだけで済むことでしょう。

　しかしながら、トラウマを抱えている人たちの中には、レジリエンスとサポート体制の欠如のせいで、第Ⅰ段階のゴールを達成するのに長い時間（おそらく数年もの）を要するであろうことを示している人たちがかなりの数いるのです。事実、ある割合のトラウマ・サバイバーに対する最高のトラウマ療法とは、そのほとんどが第Ⅰ段階のものに限られています。現実には、第Ⅱ段階に対する準備がまったくできていない人もいるのです。このようなクライエント集団に属する人たちをそうだと同定することは大切です。第Ⅰ段階での成果を十分に身につけていない人が第Ⅱ段階に移行することは、危険な結果を招く可能性があるからです。必要なときに第Ⅰ段階に固執することは、セラピストとクライエント双方に、非常に大きな忍耐

を要求します。トラウマ記憶を掘り下げたいという誘惑は強いものでしょう。この時点こそが、サバイバーが起きたことの詳細のすべてを見つけ出したり、語ったりする必要性を封じ込めることを学ぶ必要があるときであり、セラピストがそれについての好奇心を封じ込めるときなのです[49]。いくつかのケースでは、サバイバーにとって最も安全なコースは、第Ⅱ段階（下記参照）からまったく離れることになります。そのような事態において、クライエントとセラピストは潜在的な災難を避けるために、喜んでこれを受け入れる姿勢をとらなければなりません。

　第Ⅰ段階の治療には、クライエントの生活と対処能力とを改善するものを増やしていくことが含まれます。焦点をあてる領域の中には、情動的寛容性、グラウンディング*訳注5、日常生活上の機能性、リソース、友人や家族とのつながり、エクササイズ、治療関係などがあります。

◆第Ⅱ段階：トラウマ記憶の想起と処理

　第Ⅱ段階は、トラウマ記憶の処理を含みます。この段階における取り組みは、かなりの割合のトラウマ・サバイバーが回復するのに必須です。しかしながら、一定の割合のサバイバーにとっては必要ではなく、それどころか助けにすらならないでしょう。以下、第Ⅱ段階を控える理由とその時期について、かなりの文字量を費やして議論します。多くのプラクティショナーとクライエントは、トラウマ記憶の詳細を語ることを避けるための選択や理由があることを意識していません。第Ⅱ段階の取り組みは、トラウマ治療の分野では、すでに一般的なものとして受け入れられています。よってここでは、クライエントにとっての追加的な選択となる事例について述べたいと思います。それは、まったく記憶と取り組まないことです。

　第Ⅱ段階は、専門家やセルフヘルプの文献で、そしてトラウマのワークショップや訓練において、通常、強調されているものです。ほとんどの議

論では、トラウマ記憶を処理するためのさまざまな方法に焦点があてられており、トラウマに対処している一定の割合のサバイバーは、日常生活において機能する能力を深刻に損なうということを認識している議論は（あったとしてもわずかで）ほとんどありません。サバイバーにとって、第Ⅰ段階での挑戦に取り組み続けることは最も適切なことなのです。それは第Ⅱ段階が（一般的には助けとなるステップであるとされている過去の扉を開け放つことで）、どのように潜在的に傷つけるものとなるのかを理解する手助けとなります。

　心的外傷を生き抜くことには、何が起ころうと対処するために維持する必要のある防衛（ディフェンス）の発達を含みます。多くのトラウマ・サバイバーは、対処のための防衛機制をうまく構築しているのです。実際、対処方略こそが防衛そのものなのです。トラウマ記憶を処理するために、過去を詳しく見つめるために、それらの防衛は必ず緩めなければなりません。対処は防衛に対応してつくられたものなので、防衛が緩むと対処のリソースもさらに緩んでしまいます。よって防衛を緩めると、少なくともある程度は、常に不安定な状態となるのです。

　第Ⅰ段階の取り組みから始めて基本的に安定している人や、その取り組みを通じて着実に安定してくる人は、通常、そのような不安定さに連鎖的にさらされる状態に耐えることができるのです。その人たちは回復の道のりの各ステップで、概して素早く安定性を回復します。そのような場合においては、トラウマ記憶を解明することによって、レジリエンスを高めたり、発動させたりできるのです。しかしながら、不安定で十分に第Ⅰ段階を取り扱えなかった人にとっては、トラウマ記憶を処理することは、自らの不安定さを増すだけです。その結果、記憶を処理しはじめる以前に持っていた安定性より、さらに安定性を失うことになるでしょう。この人たちに対しては、少なくとも第Ⅰ段階に本当に成功するまで、第Ⅱ段階に取り組むことはよい考えではありません。

第7章　PTSDを治療する

　私にコンサルテーションを求めるセラピストがよく挙げる懸念は、トラウマ記憶と取り組んでいるときに、慢性的な解離状態になったり、補償作用の喪失状態になったり、または、とてものろい状態になるようなクライエントについてのものです。そのような状況を顧みるとき、常に明らかになることは、第Ⅰ段階がスキップされているか、うやむやにされてきたということであり、また、第Ⅰ段階をうまく成し遂げたクライエントがなぜか不安定な状態に戻ってしまうということなのです。これらの例のすべてにおいて、(少なくとも、2、3回のセッションで)第Ⅰ段階へと焦点を移すことが、最終的に第Ⅱ段階の継続をより容易なものとします。第Ⅱ段階に対応するモデルやメソッドを使用するときには、このことに注意を払ってよいのです。もしサバイバーがうまく対処していないようであれば、どのようなモデルやメソッドであっても、途中での中断もありえます。事実、第Ⅰ段階に再び戻ることで、しっかりと安定した基盤を再び整えることは、最終的に第Ⅱ段階の取り組みに戻ることをより安全なものとするでしょう。概して、セラピーをより早く終結させることも可能となるでしょう。
　常に第Ⅱ段階を避けなければいけない(しかし、しばしばそのことが認識されていない)二つ目のグループは、どのような理由であれ、過去を振り返ったり、再び思い出したりしたくない人たちです。読者の中には、それは明らかなことで、わざわざふれる必要もないように思われる方もいらっしゃることでしょう。しかしながら、どのような記憶であるのかお構いなしに、記憶を処理することを勧める著作や心理療法が無数に存在するのです。
　もしあなたが記憶は常に振り返る必要があると信じている人間の一人であるのなら、次のことを考慮してみてください。つまり、誰かにトラウマの恐怖を思い出すように強いることは、もともとのトラウマ性の出来事と同程度か、往々にしてそれ以上にトラウマを与えるかもしれないということです。どうか、あなた自身や、友人や、家族や、クライエントを、その人たちの意志に反してトラウマ記憶に直面するようにプッシュしたり、強

いることは決してしないでください。

　よくなるため、治療するため、癒されるためには、すべてのトラウマは（記憶が処理されることで）解消される必要があるという信仰が、トラウマ回復の世界では広まっています。しかし、それは実際には間違いなのです。私が世界中でおこなう専門的な講義やトレーニングにおいて、今、次のような質問をすることにしています。「みなさんのうちの何人が、取り組んではいないけれども、日常生活上あまり差し支えのないようなトラウマ体験を過去に経験していますか？」驚くことに、半数から三分の二の聴衆が手を挙げます。これは非科学的な投票による調査ではありますが、私たちのほとんどは、ある程度、未解決のトラウマを抱えながらも比較的うまく生きているという真実を強く示すものであると私は捉えています。この事実を前にすると、クライエントの意志に反して、またクライエントにとって生活の質の向上を促進するものであるとの保証もないままに、過去との直面をクライエントに強いることは意味をなさないのです。

✤第III段階：家族と文化の統合と通常の生活

　ジャネは、第III段階、すなわち統合の段階は、トラウマ療法の真骨頂であると言って奨励しました。しかしながら、第I段階と第II段階の双方の取り組みにおいても、一貫して統合に焦点があてられ続けることによって、成功事例は生まれるのです。統合の道は、トラウマ回復プロセスのすべてのステップと一緒に動いているもので、その不可欠な伴走者なのです。これはトラウマ記憶の処理の終了まで待つよりも、統合のためにははるかによい戦略です。一般的に、最高の療法やセルフヘルプ（自助）法であればどのようなものであれ、解決、新しいリソース、自己洞察などのそれぞれを、できるだけ早く、日常生活に統合することが含まれています。そのように新しいツールが即時に使用されるのであり、生活が一歩一歩改善していきます。統合とは、プロセスの最後だけのことではないのです。

ほとんどのトラウマ療法は過去を振り返ります。すなわち、第II段階であり、一つないしそれ以上の出来事の記憶処理に注目します。上記で検討したように、過去に起きたことを処理することによって、トラウマ・サバイバーのかなりの割合の人たちを援助することができるでしょう。しかしながら、過去に起きたことにスポットライトをあてることが実際に有効なのは、学んだことが現在に、クライエントの日々の生活に、応用される場合だけです。よって、成功するためにはどのようなトラウマ療法であっても、第I段階と第II段階における統合により、サバイバーの現在の生活の中において関連のあるポイント（同士が）結びつかなければなりません。たとえば、トラウマの要素の一つが孤独である場合、人と話をすることができないので、主な統合的ステップとしては、クライエントが起きたことについて特定の友人や家族のメンバーと話せるように手助けしていくことかもしれません。別の例では、第I段階に取り組んでいる人にとって、身体感覚のマインドフルネスを増やしていくことで、現在の潜在的にストレスに満ちている状況に先手を打って、よりうまく取り扱えるように助けることかもしれません。

人生において最も大切なことは、今、起きていることであるというのが、一般的な結論です。それでトラウマ療法は、過去の中で溺れさせようとひっぱる力が強いときであっても、今・こことの絆や関連性を常に保たなければならないのです。

✣短期トラウマ療法 vs 長期トラウマ療法

セラピストにもクライエントや潜在的クライエントにも、療法の期間の長さの問題は大切なものです。この議論に関して、少なくとも三つの領域があります。最初の領域は、立替払いと非営利事業者の実務に関わることです。第二の領域は、2、3回のセッション内にトラウマを治し、癒すことができるという一握りのトラウマ療法プログラムの主張についてです。

第三の領域は、個人的な欲求(ニーズ)の評価に焦点をあてるものです。

✚ 誰が支払うのか？

　クライエントが短期治療を選ぶのか長期治療を選ぶのかは、部分的には経済力に左右されます。現状、米国や他の多くの国では、保険会社と公共衛生プログラム（例：英国の国民保健サービス）によって、承認され、費用を支払われるセラピーのセッション回数が厳格に制限されています。率直に言って、このような制限はお金の観点からなされているだけであり、クライエントの欲求やサービスの質とは関係ありません。しかし、それはそれで理屈は通っています。もちろん、これらの組織や事業者は、自分たちの資金を減らしたくないのです。それゆえに、支払い対象となる時間数を制限することによって、自分たちの予算とのバランスをとったり、従業員と役員の給与の支払い、そして諸経費の支払いが助かるのです。十分なお金を持っているクライエントには、これらの制度の適応範囲外で、必要なだけの回数のセッション費用を個人的に支払うかどうかの選択の余裕があります。しかしながら、公共部門や非営利部門に依存している人たちには、あまり選択肢はありません。

　それは不幸な風潮です。今日では保険会社の重役たちが、どの薬を処方できるのか、どの療法を適応できるのかを、医師に告げているようなものです。保険会社の重役たちは、同様のことをあらゆる種類の心理療法家に告げて、たとえもっと時間が必要であろうものであっても、行程を急がせていることはまったく恥ずかしいことです。

　残念なことに、クライエントによっては、これでは必要なことが獲得されません。さらに悪いケースでは、クライエントは、治療を開始する前よりも悪化した状態で終了してしまうことになります。なぜなら、出てきたものを扱うのに十分な時間をかけることなく、トラウマの材料が刺激されるからです。トラウマ記憶を扱う第Ⅱ段階の取り組みへと飛び込むには、

プラクティショナーに多くのプレッシャーがかかります。安定化に注意を向けないと、クライエントの生活の質はあまりにもよく見失われてしまいます。時にはそのことで、クライエントは、まだうまく準備できていない問題に直面するように押しやられる状態になってしまいます。このようなことは意味がなく、さらなるケアや入院さえ必要となる人もいて、かえって多額の費用がかかる羽目になるかもしれません。

　以上のような方針は、プラクティショナーにも不安定なプレッシャーを与えます。私のトレーニング・プログラムでは、職場や立替払い者の規則に応じるために、自分自身の最良の判断に反することを強いられていると感じるセラピストからの不満をいつも聞きます。このようなプレッシャーから、広義の共感疲労に苦しんでいる多くの同業者を私は知っています。そのようなセラピストは引き裂かれてしまっているのです。セラピストは、支払い者による制限を遵守しなければなりませんが、治療の質を妥協していることに気づくことがよくあるのです。非常に大きなジレンマです。

　トラウマ療法の行程（コース）が、予算削減によって徹底的に制限される場合、第I段階の治療に留まることを最も勧めます。私たちの一番の責務は、傷つけないことであることを忘れてはいけません。トラウマ記憶を公平に扱うことができるようになる十分な時間に達するまで、それらに焦点をあてることは脇に置いて、安定性を増し、人生の質を向上させることは、このような状況にあるクライエントにより役に立つことでしょう。

✤セラピーは本当にそんなに早くできるのか？

　いくつかのトラウマ療法の推進者は、5回かそれ以下のセッション回数で、トラウマ記憶を解消すると主張しています。数回のセッションでトラウマが解消される場合もあることでしょう。しかし残念なことに、そのような宣伝文句には、通常その療法の持つ限界に関する議論にはふれられて

いないのです。比較的安定した人における、単回性で、複雑性でないトラウマに対してのみ、第II段階に取り組む短期療法の成功が可能となります。適切な療法とセラピストが組み合わさったとき、このようなクライエントの一部は、早急に記憶を扱いはじめてもかまいません。しかしながら、これは例外であって、決まりごとではありません。ほとんどのクライエントは、記憶に向かう準備ができる前に、第I段階への適切なだけの注意を払うことが必要です。そして第II段階の記憶処理には、責任を持って向きあう時間が要求されるのです。

　トラウマ療法として第I段階のみでよいクライエントはかなり多くいます。それは最も不安定な人たちで、非常に早期での育児放棄、遺棄、虐待を含む背景を持っています。このような人々との心理療法は、アタッチメント（愛着）の問題とセラピストとの関係性に注意をする必要があります。そのような場合、5回のセッションで十分にはなりません。

　そのようなわけで、他のほとんどのものと同様、トラウマ療法にかかる時間は、個人によってまったく異なります。必要な最大限や最小限のセッション回数の選択ができるとき、セラピーは最も進展します。もし保険会社が専門的な治療（医療、心理療法、その他）の決定権を、自分たちで決定できるように訓練を受けている専門家に戻してくれるのなら、多くのプラクティショナーとクライエントは安心できることでしょう。そのような日がもうすぐやってくることを望みます。

✣個人の欲求（ニーズ）を評価する

　成功するトラウマ療法の本当の鍵とは、個人の欲求（ニーズ）を評価し、それに合わせることにあります。あるクライエントにとっては、このことは治療関係（セラピストとクライエントの関係性）にほとんどもしくはまったく焦点をあてない2、3回のセッションのみをおこない、第I段階は短時間で済ませ、第II段階に2、3回のセッションをあてるだけということを意味します。

他のあるクライエントにとっては、数年かかるかもしれず、セッション時間の一瞬一瞬が、治療関係がセラピーの主要な道具として使われる第Ⅰ段階に費やされます。しかしながら、大部分のクライエントは、それらの間のどこかにあてはまることでしょう。

　クライエントが何を求めているかを予測することは簡単ではなく、トラウマ治療の領域にはガイドラインがほとんどありません。おそらく、トラウマ療法に最も適切な診断ツールは、解離の度合いを測るものです。解離体験尺度（Dissociative Experiences Scale: DES）は、最も知られているものでしょう。しかしながら、潜在的な解離性を評価するために必ずしも道具が必要なわけではありません。クライエントからセラピストに伝えることもよくありますし、クライエントとのやりとりや観察からも明らかになるからです。どのようにアセスメントをするかは重要でなく、それをおこなうことが、セラピーの期間やどの段階に焦点をあてればよいかを見極める助けとなるのです。解離性のクライエントは、より脆い傾向があり、治療関係により重点を置く必要があるだけでなく、より慎重に安定性を確立する必要があるのです。

　クライエントの病歴における未解消のトラウマの数と、クライエントがどのようにそれらについて語るかによっても、ガイドラインを得ることができます。複数のトラウマを受けた人たちが、圧倒感に苛まれ、混乱した方法で（しばしば脅迫観念的に）それらについて話すのであれば、第Ⅰ段階により多くの時間をかけ、より注意しておく必要があるでしょう。圧倒感に苛まれたり、複数のトラウマをごっちゃにすることなく、一時に一つのトラウマについて話すことのできる人は、より安定しているようであり、それゆえに結果として、第Ⅱ段階のワークにより適した候補なのです。このような安定したクライエントは、おそらくより少ないセッション回数で終了することになるでしょう。

　双極性障害、パーソナリティ障害や解離性障害、物質乱用などの複雑な

合併症状があるとき、治療ステップを作成し、その優先順位を設定することは、さらに困難で、必然的に時間を費やすことになるでしょう。

✚治療関係は重要か？

短く答えると、もちろん、イエスです。このことは常に知られてきたことです。たとえ特別な治療方法が出現したとしても、治療関係とは、最も一貫して治療結果に関連し続けるものなのです[32]。しかしながら、それがどれほど重要なのかは個々の要因によります。(セラピストからのものを含む) あらゆるタイプの接触と援助が、トラウマ性の出来事から生じるストレスを解消する役割を担うことは、よく認められています。そのことは接触と援助が直ちになされるのであれ、後になってなされるのであれ、真実のように思えます。したがって、治療関係が、発端のトラウマのすぐ後に始まるのか、長い時間たってから始まるのかは、重要ではない部分なのです。そのようなわけなので、他人に対して、温かかったり、共感的であったり、支援的であるという事実だけでも助けとなるのです。もちろん、もっと沢山のことが必要かもしれません。しかし、援助職であるからといって、接触に配慮する価値を決して低く見積もってはなりません。

実際、トラウマを抱えたすべてのクライエントにとって、治療関係は重要でしょう。

特にその関係性が最も重要なのは、最も脆弱で、解離していて、圧倒感に苛まれているクライエントです。このようなクライエントは、通常は幼少期に始まる安定型愛着が、人生を通じて欠如していたのです。このようなクライエントにとって、セラピストとの関係性は、セラピーの最も重要な面かもしれません。特に境界性パーソナリティ障害と愛着障害を同時に診断されているトラウマ・クライエントにとって、どのような治療方法やモデルよりも、治療関係はずっと本質的に重要なものとなるでしょう。

このことは、コンサルテーションやスーパーヴィジョンでよく問題とな

第7章　PTSDを治療する

ります。セラピストが、何ら目に見える進歩もなしに毎週やってくるクライエントに対して不満を感じるのは常のことです。プラクティショナーは、自分たちが十分にやっていないのではないかと罪悪感を抱いたり、クライエントが無気力であることにフラストレーションを感じることはよくあります。よくあることは、私が少し問いかけることで、何がクライエントをセラピーにつなぎとめているのかが明らかになるということです。すなわち、それが援助的関係性なのです。多くのケースにおいて、多くの大小の変化は見えない水面下で起こりますが、それはクライエントがゆっくりと、この、他人に関心を持ちケアをするセラピストという一貫性のある存在を受け入れていくからなのです。明らかにそのようなペースと焦点の当て方では、すべてのトラウマ・クライエントを満足させる心理療法ではないことでしょう。しかし、多くのクライエントは、そのようなしっかりとした存在をまさに欲しているのです。

✤エビデンスに基づく治療とは何か？

多くのセラピストは、この「エビデンスに基づく治療」という言葉に馴染みがあるでしょうが、そうでない人やクライエントである読者のために、このことについてお話ししておくことは有益だと思います。

心理療法におけるエビデンス（実証的根拠）に基づく心理療法の実践とは、エビデンスに基づく医療の概念から採用したものです。役に立ち効能があると主張しているものと、役に立たず効能のないものとを分別するために、認められた方法に基づいて、薬物と手続きの双方を検査し再検査することは、長年の間、医学において欠かすことのできないことでした。標準化された科学的研究が、これらの調査に応用されてきました。20世紀に入り、エビデンスに基づく治療という考えは、他の治療の領域、その最も顕著なものとして心理療法が、そしてついにはトラウマ療法までもが含まれるまでに拡大したのです。

エビデンスに基づく心理療法の実践にこだわる人たちは、査読審査のある研究団体による方法や理論だけを、自分たちの主張をサポートするために使用します。原則的には、この「エビデンスに基づく」は素晴らしい概念ですが、決してすべてにあてはまるものではないことを理解する必要があります。心理療法は医療ではありませんし、人間の精神(サイキ)には本当に多くの違ったものがあるのです。たとえば、バクテリアによる喉内感染かどうかが診断されれば、適切な抗生物質を選ぶことで早急に治癒しますが、心理療法の検査結果の診断は、医療のそれとは同じではなく、また直接的でもありません。人を客観的な違いによって分類することはそんなに簡単ではありません。

　ここでの主な困難は、トラウマ療法の研究は、すべて治療成績調査であるということです。このことが意味するのは、特定の療法の効果を測定する目的で、その療法の使用前と使用後にテストをするということです。残念ながら、効果研究は、他のどのような種類の調査研究よりも客観性に欠けます。この治療成績調査の限界については、第8章においてさらに述べます。

　多くの保険会社、機関、EAP（従業員支援プログラム）、そしてその他の第三者支払人は、現在、効果を評価している臨床治療成績研究がある療法のみを受理しています。研究背景を伴ったモデルのみが使用され、成功すると信じているのです。そうせざるを得ない立場であることはわかります。しかし、残念であることに変わりはなく、時には不適切であるとすら言えます。利用できる選択肢を、調査に基づくものだけに限定することによって、個人の欲求(ニーズ)により適するかもしれない援助を、クライエントが受けることができないこともありえるのです。

　たとえ、エビデンスが効果的であると示しているときでも、誰にとっても効果的であると一般化して結論づけることはできません。事実、そのようなことは決してないでしょう。二つのたとえが役に立つかもしれませ

ん。最初のたとえは、ペニシリンです。それがすばらしい薬であることは疑いありません。膨大なエビデンスの集積がこの正しさを支持しています。しかしながら、ペニシリンが有害で、時には生命に関わるような人たちも多くいます。それで、エビデンスの集積がペニシリンは有効であることを示しているという理由だけでは、どうであれ、すべての人を助けるということを意味しません。二つ目のたとえとして、抗うつ薬を考えてみましょう。使用が承認されていて、実績が称賛されている薬であっても、うつ病の人の一部を助けるに過ぎないのです。米国精神医学誌（American Journal of Psychiatry）に掲載された6万5千人に対する抗うつ薬の包括的研究によると、個人投薬の成功率は、30％から50％の範囲に過ぎません[56]。事実、そのような薬の処方の難しさの一つは、ある人に働く薬を一つ見つけるまでには、いくつかの薬を試すこともあるということです。ただ、ありがたいことには多くの選択肢があります。

　実を言うと、このことはトラウマ療法にもあてはまります。ある療法に対する効果のエビデンスがあったとしても、それはあるクライエントにとって効果的であるかどうかの保証にはなりません。それゆえに、抗うつ薬の使用のように選択肢がある場合は、試用してみることが最もよい方法です。多くの療法は、科学的な調査研究がなされていませんが、ある人たちには役立つとの不確かなエビデンスはあります。結論を言いましょう。ある個人にとって、何が効果があるのかについての最高の専門家は、その人自身なのです。よい勧め方とは、クライエントに選択肢を提供し、惹きつけられるものを一つか複数、クライエントに選ばせることです。それからセラピストであるあなたは、次々と試していく作業を続ければよいのです。もしよい結果が得られた場合、それを使い続けなさい。もし悪い結果が出た場合、別のものを試みなさい。療法の評価についての詳細は、第12章の「治療法が有効かどうかの見極め方」をご覧ください。

✠トラウマの集団療法(グループセラピー)：警告

　十分なサポートとコンタクトを得ることは、トラウマからの回復にとって常に大切です。そしてトラウマ・サバイバーのためのグループは、1980年代にトラウマ治療が体系づけられはじめて以来、人気があります。PTSDの特徴の一つは、孤独感です。トラウマ・サバイバーは、自分たちに起きたものが何であれ、かなり孤独を感じるのです。同じような出来事を体験した他の人を見いだすことは、多くのサバイバーにとって魅力的な考えであり、かつ実際にまったく筋が通っている考えでもあります。同様の体験をしてきた人たち以上に、あなたが通り抜けてきた道をよく理解できる人はいないのですから。そのようなわけで、一見、トラウマに対する集団療法という考えは、すばらしいもののように思えます。実際、そうである場合もあります。しかしながら、そうでない場合もあるのです。多くのトラウマ・グループ(中でも身体的、性的虐待を受けてきた人たちに対するもの)は、サポート的であるよりは、よりトラウマを悪化させることがよくあります。もしあなたやクライエントがグループに入りたいと思うときは、慎重に下見をしてサポートと日常生活のスキルの構築に重点を置くグループを探してください。

　伝統的には、トラウマを受けた人々が一同に集まり、グループ(自助サポートグループや集団療法)を形成します。そして、お互いに自分たちのトラウマの物語を語りあうのです。残念なことですが、これはよい考えであるとは証明されていません。しばしばお互いに傷つけあって終わります。PTSDの人々は、自分たち自身の刺激的な(誘発(トリガー)と呼ぶことが多い)トラウマ記憶と症状を持っているだけでも、ただあまりにも脆弱なのです。さらに他の人のトラウマの詳細を聞くとき、過去に一度もトラウマを体験したことのない人ですら、話を聞くことは困難に違いありません。しかし、PTSDを抱える人は、他人のトラウマと自分自身のトラウマとを分けて考えるのに、十分なツールを持っていないかもしれないのです。その結果は、

苦痛やフラッシュバック、補償作用の喪失などを増すことになるでしょう。

　成功しているトラウマ・グループは、トラウマの物語に焦点を合わせないようにしながら、代わりに、よりよく日常生活のためのツールを参加者に身につけさせ、生活の質を改善させている傾向があります。お互いに傷つけあうこと無しに、お互いをサポートする仕方をサバイバーに教えるグループは、特に価値があります。弁証法的行動療法（DBT：第8章参照）は、この点に関しては特に役立つものです。

第8章

最新トラウマ療法

・・・

　トラウマ性ストレスの分野における重要かつ激しい議論には、どの療法がメインストリームから受け入れられていて、どれが受け入れられていないかというものがあります。クライエント同様、プラクティショナーにとっても、療法の選択とその効果の評価との間には、非常にストレスが多く、混乱状況が存在し続けることでしょう。一般的に、治療方法の選択は、セラピストとクライエントの好みやスタイルの問題であるべきです。しかしながら、依然としてセラピストもクライエントも、多くの団体や個人からエビデンスに基づいていると証明されていることに固執するあまり、うまく合わない療法を無理に使い続けているのです。刊行されている治療成績研究や統計は、誤った解釈に導く可能性があり、クライエントと一緒にいるセラピールームの中で、実際に頼ることのできるものかどうかはわかりません。結論としては、印刷物で何を言われていようがいまいが、誰にでも効果があるとかそれに近いことを提唱できる療法すら、ありえないということです。付け加えると、研究の蓄積がいまだ不十分である多くの療法は、かなりの人数に提供される可能性も依然としてあるので、選択肢として排除するべきではないでしょう。一般的に、セラピストは、教育や訓練の選択肢を狭めるような統計的な報告書には懐疑的であるべきです。そしてクライエントは、一つか二つの取り組み方法ばかりに固執するような提供者には懐疑的であるべきなのです。

第8章　最新トラウマ療法

　数年前、少人数の専門家向けセミナーで、講師が、急速に人気が出てきたかなり新しい治療モデルについて講義をしていました（そのモデルの具体的な名称はここではふれません。なぜなら数種類のモデルを、これとほぼ同じストーリーにあてはめることができるからです）。講師はその療法の支持者であり、その療法の持つ多くの長所を褒めちぎっていたのですが、それでも大枠では偏らずに公平な態度でした。彼は、プレゼンテーションのある箇所では、その療法を使用していると遭遇するかもしれない難しさが潜んでいる箇所についても言及し、そのような特定の複雑な問題をよりうまく扱えるであろう他の療法も提示しました。この箇所のプレゼンテーション中に、一人のかなり思いつめたプラクティショナーが遮って、「えーとですね。私はその療法だけしか使いませんよ。それに、まったくそのような問題を経験したこともありませんし」と主張したのです。このような発言は、一つの療法モデルだけを胡桃のように堅く使うことの危険性を示しています。この抗議したセラピストは、そのような問題が生じても、他にどうしようもないので、そのような問題があることを決して見ようとはしないのです。そのセラピストの選択肢はあまりにも限られているので、自分の専門外の世界の異なる療法を使うことで補う必要があるかもしれない弱点を自分の好みの療法が持っていることを考慮する余裕すらないのです。特定の治療だけにこだわるとは、このような状態です。他の一つの療法だけにこだわるセラピストたちは、クライエントが指示にしたがわない（ノンコンプライアンス）とか抵抗があるとか言い立てて、実際に、治療の失敗の責任がクライエントにあると責め立てるという話をあまりにも何度も聞いてきました。このようなプラクティショナーは、セラピーの失敗の原因は、自分たちが使っている療法が、そのクライエントには単に合わないだけかもしれないという可能性には、決して考えが及ばないのです。セラピストがたった一つの療法だけを使う場合、何かの問題が実際にはその療法自体にあるかもしれず、クライエントにあるのではないと認めることは難しいのです。

トラウマ療法のさまざまな治療的選択肢の訓練を受け、使うことのできるセラピストが、トラウマを負っているクライエントにとって最高の選択なのです。一つの治療モデルだけに固執することは、その特定のモデルが失敗したり、クライエントとうまく合わなかったときに、別の選択肢がないことを意味します。もちろん各専門家は、自分自身の信念やスタイルに適した治療法だけを訓練するのではなく、使える療法をいくつか持っていることによって、柔軟な適応性が増し、それによって安全性、そして究極的にはセラピーの成功が増すことでしょう。

　忘れないでください。トラウマを負っている人たちは、自分たちの症状と生活に対して自分でコントロールできる力を強くする必要があります。このことには、自分の受けるセラピーに口を出す権利があるということも含まれます。「私のやり方がいやなら、出て行って」といった基本スタンスをとるセラピストは、クライエントが自己コントロールを獲得することや、よい選択をすることを学ぶことを援助する立場には立っていないのです。留まるのか去るのかの二者択一の選択しかないのですから。

✢療法を選ぶ：調査研究の解釈法

　1954年に初版されたすばらしい小冊があります。まだ版を重ねているので、研究に興味のある方は、是非、読む時間をとってください。大きな文字で150ページ以下、役立つイラストもふんだんに入っているので、2時間ほども時間があれば十分でしょう。

　その本とは、『統計でウソをつく法』[26]です。私が心理学の課程を学びはじめた頃の必須図書でしたが、40年以上にわたって、何度も何度もこの本を必須図書に指定してくれた講師には陰ながら感謝してきました。冗談もしっかりとした情報も豊富にあって、この小冊は、読者を楽しませるだけでなく、調査研究の結果についての知識を豊富にしてくれたり、調査研究結果を解釈できるようにしてくれるのです。

✿ 調査研究の偏り

　以下、PTSD治療として最も容易に利用できるモデルの概要を記し、検討します。

　効果を評価することを目的とする治療成績研究がある療法もあれば、そのような研究がない療法もあります。ある意味、どの心理療法が役立ち、どれが役に立たないのかを決めなければならないのは、つまるところセラピストとクライエントなので、実際には治療成績研究のあるなしは重要ではありません。さらに残念なことですが、治療成績研究には、その結果の価値に疑問符がつくいくつかの点があることは書き留めておかなければなりません。

　まず最初に、すべての調査研究には偏りがあります。それは避けようがありません。たとえば、医薬品を製造している企業が、それぞれの医薬品の効果と安全性の検査ならびに再検査をしているのです。同時に、当然ながら、企業は検査に合格したいのであり、製品を販売したいわけです。結果として、調査研究の偏りは不可避であり、そうした研究はあまりにも日常ベースで、頻繁に公表されています。驚くべき効果のある薬や夢のようにすばらしい治療法が熱狂的に市場に紹介されたものの、その後、数か月後あるいは数年後に、それらは期待されたほどの効果がなかったり、さらに悪い場合は有害であったりして、市場から撤退したという新聞記事をどのくらい頻繁に読むことがあるでしょうか？

　トラウマの領域では、特定の療法を使う組織は、その効果を証明するために専門的にも金銭的にも高い投資をします。それゆえに、療法の支持者によって実施された研究は、効果に肯定的な偏りをもつ傾向があり、反対者によって実施された研究は、否定的な偏りをもつ傾向があるのです。トラウマ療法として人気のある方法の治療成績の結果を見ていた2、3年前に、私は調査研究結果の混乱を発見したのですが、その背景にあるのは、おそらくこの現象なのです。当時利用できた結果を見た後に、私は以下の

ような状況を示す研究にチェック印をつけました。

該当する療法は、

1. 比較対象や補欠候補である療法より、効果的である。
2. 比較対象や補欠候補である療法より、効果的でない。
3. 比較対象や補欠候補である療法との効果の差異がみられない。

結果、上記三つの状況でのチェック印の数はぴったり同数でした。私が見ていた療法の名前は重要ではないので挙げません。その他の療法の結果も非公式にいくらか見てきましたが、最終結果は基本的に同じです。支持者によって実施された研究では効果があることが証明され、反対者によって実施された研究では効果がないことが証明されるのです。そして少数の、純粋に独立した研究の多くでは、結論として何ら効果の違いは示されないという傾向があります。

✣研究の被験者

トラウマ研究の治療成績研究の有用性に疑問を投げかけるもう一つの領域は、研究に使用される被験者のサンプルにあります。刊行されている調査研究であればどれでも、被験者が誰であるのかを示しています。しかし治療成績研究では、誰を被験者として研究から除外したのかが必ずしも示されません。実際、どの研究においても、多くの被験者候補は、研究の母数として適切ではないとの理由から外されます。思い出してください。治療成績研究は通常、特定の療法が役に立つことを示すために実施されるものであり、対象として設計された層に効果があるのです。それゆえ、その療法から明らかに利益を得ない人は、研究から排除されます。トラウマ療法の治療成績研究の大部分において、被験者は無作為に選ばれるのではありません。逆に、注意深く選ばれるのです。一般的に被験者として受け入

れられるのは、比較的安定していて、悩ませるトラウマを一つだけ持っている人たちです。複数のトラウマを抱える人々、中でも複雑な問題と複雑なパーソナリティ障害を持つ人々は、治療成績研究において、被験者として認められることは稀です。これは、単回で単純なトラウマだけを持つ安定したクライエントに取り組むために、その研究成果を応用したいというような問題ではありません。しかしながら、トラウマ療法を求めている人たちの多く（おそらくは大部分）は、複数の未解決のトラウマがあり、特に安定した状態であるわけではなく、それどころかまったく安定していない状態かもしれません。そのような人に対して、治療成績研究による成果は、本当の無作為抽出の層に対して実施された部分はあまりにも少ないので、実質的には役に立たないのです。しかしながら、繰り返しになりますが、クリニック、研究所、個人開業、保険プログラムにおいて、どの療法がすべてのクライエントに一律に適用されるべきかを指定する際に引き合いに出されるのは、この治療成績研究なのです。

✤成功かどうかの判断法

それでは、ある療法が実際に成功したかどうかは誰がわかるのでしょうか？　最終的には、それはクライエントです。療法や介入が役立つものであるかどうかがわかるのは、トラウマに苦しんでいる人なのです。これらの評価をする際のガイドラインについては、第12章をご覧ください。

✤治療の焦点

第2章で言及しましたが、正常な記憶の障害がPTSDの核心です。それで理解できることですが、トラウマ療法に共通する知恵として、障害のあるトラウマ記憶を対象とし、それを処理することを常としてきました。そこにある信念は、繰り返し起きたことを顧みることによって、記憶の悩みは消失するであろうというものです。出来事に慣れることと出来事につい

ての新しい考え方を持つことが、通常のゴールとなります。トラウマ療法のほとんどのモデルは、何らかの方法でこの訓練と強く結びついています。いくつかの療法は、一度に全体の記憶と取り組みます（例：持続エクスポージャー療法、外傷的出来事軽減法）。またいくつかの療法は、記憶を細分化します（例：EMDR、ソマティック・エクスペリエンス）。しかしながら、記憶の処理を完全にはやらない、もしくはまったくやらないという選択肢を、心理療法の指導者が提示することは非常に稀です。しかし、そのような選択があることは決定的に重要です。なぜなら、先にも論じたように、あるクライエントにとって記憶処理は否定的な結果をもたらすものであり、また記憶に再び接することを望まないクライエントもいるからです。思い出してください。トラウマを負った個人は、セラピーの中でトラウマの恐怖を思い出すことを強制されるべきではありません。それは多くの人にとって、再びトラウマを受傷することに等しいことでしょう。もちろん、トラウマ記憶を顧みることが必要とされる状況はあります。

とりわけ法的手続きに関わる場合や、難民が避難場所を探している場合です。しかしながら、トラウマ療法の過程においては、記憶の処理は選択肢の一つであって、必須のものではないのです。誰もがトラウマ療法において（もしくは、トラウマに対応するどのような療法でも）、やりたくないことをするように要求される理由はありません。

そのような拒否は逃避ではないのかとよく尋ねられます。その質問の暗に意味するところは、トラウマ記憶の回避は何か間違っていることをしているに等しいということでしょう。これにはまったく同意できません。事実、個人が自分自身でトラウマにうまく対処することもよくあるやり方です。多くの人は記憶を再三にわたって蒸し返すことなく、トラウマに対処し、トラウマから回復するのです。それゆえに、トラウマ記憶を扱わない療法も、トラウマ療法の一つの有効な選択肢として存在すべきなのです。

最後に、トラウマは、人々が状況をコントロール下においているときに

は起こらないということを思い出してください。もし地震を止められたり、愛する人の死を防げたり、悪い場所に悪い時にいないでいられるのなら、トラウマは存在しません。どの単回性トラウマのクライエントも、コントロールできない極端な状況を体験しているのです。このことを含む多くの理由から、以前の恐怖に直面させることで、クライエントからコントロール能力を奪うことは、まったく意味をなしません。思い出さないということを選ぶというコントロール能力をクライエントに認めることは、あるクライエント層にとって、回復における不可欠な一歩となりえるのです。以下の例は、一つの可能性の実証として役立つものです。

　リサは、私がデンマークに住んでいたときのクライエントですが、泳ぐことができず、プールや湖、そして海に行くことさえできませんでした。リサの恐怖はとても強いものであったので、水が広がっていると想像するだけで顔は青ざめ、身体はぶるぶると震えました。ボートに乗ることさえできませんでした。リサは3歳のとき、家族の夏の別荘近くの湖に、誰からも見られていない状況ではまり、ほとんど溺れかけたことがあったのです。幸いなことに、家の飼い犬が気づき、騒がしく吠え声を上げました。それは、父親が犬を黙らせるために走り降りてきて、水の中でばたばたしている娘を発見するまで続きました。

　私が初めてリサと会ったとき、彼女は32歳で、第一子を身ごもっていました。どれほど親が子どもに影響を与えるのかがわかっていたので、自分の水への恐怖心が簡単に娘にも移るのではと、リサは心配したのです。この時点まで、リサは自身のジレンマについて誰にも話すことを避けてきました。なぜなら、溺れかけたことや、何か恐ろしく感じた行為を思い出すように要求されるのではと思い込んだからです。過去を再び思い出す必要なく水への恐怖と取り組むことを、私なら助けてくれるのではないかと期待して、リサは私の元にやってきました。

　私たちは何回かのセッションを、リサの全般的な安定性を確かなものと

するために、第Ⅰ段階に取り組むために、費やしました。彼女はどこか感情的に脆いところがあったのです。仮にリサが溺れた記憶の処理を望んだとしても、私が同意していたかどうかは定かではありませんが、少なくとも一緒に取り組んだ最初の何週かにはそれはなかったでしょう。それにもかかわらず、徐々に彼女はより安定してきました。それから、過去を振り返ることなく水の恐怖と直接的に取り組むことを私は提案しました。脱感作という認知行動療法の技法を利用することで、非常に少しずつ、より多量でより深い水にリサを曝露させる計画を、リサと私は綿密に計画したのです。私たち二人とも、これは何か月もかかる（おそらく2、3年さえも）ことがわかっていました。しかし、それはリサの好む対処方法でした。ほんの数滴からプールで足の指にまとわりつくようになるまで、ゆっくりと水のイメージを動かしていくことで、少しずつリサの水の中にいることの許容度を増していきました。リサにとって、すべての段階は新しい勝利でした。彼女の赤ちゃんが生まれるまでには、小さなプールに入ることや大きな浴槽に入れるようになっていました。出産後もセッションを継続し、ついにリサは、静寂や心地よさを感じながら、湖畔や海辺で水につけた足をブラブラさせながら座れるようになったのです。この時点で、もう十分にやり遂げたと感じたので、リサはセッションをやめることを決めました。彼女は娘をプールに連れて行けることを望んでいましたが、湖や海にまで行けることを望んでいたわけではありません。満足感と安心感を持ちながら、リサは私に別れを告げ、水を決して恐れない娘へと育て続けたのでした。

✣使えるトラウマ療法を見渡す

以下に取り上げるいくつかの療法では、トラウマ記憶の処理の大切さを強調します。そのような取り組みに向かない人には、他の療法に取り組むのもよいことでしょう。記憶の処理を望み、かつ生活の質を損なうことや補償作用の喪失なしに、やり遂げることができるクライエントに対して

は、多くの優れた療法があります。とはいえ、すでに述べたように、各療法が主張するような有効性を証明するような調査研究はほんのわずかしかありません。しかしセラピストとクライエントは、共に個々の環境におけるその有効性を評価することはできるのです（第12章参照）。

　今日利用できるトラウマ療法のすべてが、それ以前からある学派・流派〔モダリティ〕にルーツを持っています。可能な限り、知識を総動員して、特定のモデルへの主要な影響を、それ以外のモデルと比較しながら描いてみます。さらに、さまざまな療法のルーツを理解することは、セラピストとクライエントの双方が試みるのによりよい療法を選択する助けとなるでしょう。また、クライエントの状況を動かすものではなかったり、適しているように思えないものを見分ける助けとなるかもしれません。

　多くの要因から、PTSDの治療のために使われるすべての個別の療法について検討することは（知ることですら）不可能です。以下に取り上げるものは、最も容易く私の目にとまった各種の療法です。

✣認知療法のさまざま

　一般的に、認知療法の狙いは、機能不全になっている思考や感情や行動のパターンを同定し、そして変えることによって、あらゆる種類の感情的な問題から人々を援助することにあります。認知療法の適用範囲は、20世紀半ばに、最初にアーロン・ベック（Aaron Beck）によって考案されて以来、著しく拡大してきました。ベックは自分の考えを、最初はうつ病を助けるために適用し、その後、それ以外にも適用対象は広がっていったのです。同じ頃、アルバート・エリス（Albert Ellis）が合理情動療法（RET）〔理性感情療法とも〕を開発しました。現代の認知療法は、トラウマの援助のためにデザインされたものを含め、この二人の心理学者の初期の理論と方法に根ざしています。

　認知療法は、より実践的、現実的な手法を好むセラピストやクライエン

トに魅力的に思えることでしょう。セラピストとクライエント間の関係性よりも（もちろん、例外はありますが）、通常はクライエントの内的思考と感情プロセスの方に比重を置きます。認知理論の核は、私たちの思考が、私たちがどのように感じ、行動するかを規定するという仮説です。役に立たない機能不全的な思考を修正する作業が、認知療法には含まれます。トラウマを負っているクライエントへの適用としては、以下に述べる認知行動療法 (CBT) と弁証法的行動療法 (DBT) の二つの認知療法が最もよく知られているでしょう。

▶認知行動療法(Cognitive-Behavioral Therapy: CBT)

　認知行動療法 (CBT) は、最も初期に開発された心理療法の一つです。フロイト (Freud) やユング (Jung) の精神分析的療法に対抗するものとして、ジョセフ・ウォルピ (Joseph Wolpe) に代表される行動主義者によって広められました。CBTは、基本的に思考プロセスをターゲットとして、クライエントが否定的な思考パターンを変化させる助けをするものです。脱感作法は、恐怖症を扱うときによく使われる技法ですが、CBTの基本の一部です。

　CBTでは、感情は思考の産物であると考えます。それゆえに、思考を変えることで、感情も変えることができるのです。CBTの流れを汲む多くの心理療法は、程度の違いはあれ、この原理原則を大切に守っています。これは、さまざまな状況について思考し、感情的な結果を評価するだけで証明することができる、という見かけによらず単純な概念です。みなさん自身で試してみてください。あなたを怒らせた、または怒るとわかっていることをただ考えます。そして、気分が変化するかどうかを見ていきましょう。それから、何か楽しいことに考えることに移行します。そしてその効果に気づいてください。この理論の普遍性ゆえに、厳密に認知療法として分類されるかどうかに関係なく、多くのセラピストは、機能不全の思

考パターンに注意を払うなんらかの形を身につけています。

▶持続エクスポージャー療法(Prolonged Exposure: PE)

　認知行動療法（CBT）の持続エクスポージャー（曝露）療法は、フラッディング法として言及されることもありますが、トラウマに特化した療法としては、最も研究され、最も長い期間にわたって認められてきたものです。ある意味、最初のトラウマ療法と言えるものです。開発者のエドナ・フォア（Edna Foa）は、一つの治療法としてトラウマ記憶に曝露をシステム的に用いた最初の人物でした[18, 19]。基本的にそのモデルは、トラウマ性の出来事のすべての詳細に至るまで、しばしば繰り返して注意深く振り返ることを含みます。定期的にトラウマ記憶の録音を聞き続けることが、通常のホームワークの課題となります。記憶に対する脱感作が、期待される効果です。トラウマ療法として最新のモデルでは、曝露の量がより少ないものであればよくなってはいますが、この持続的な曝露法では、記憶の全体をうまく扱うことは難しすぎてできないことに、多くの人が気づいています。報告書や非公式な報告において、この療法における高い治療脱落率が示されています[30]。

▶弁証法的行動療法(Dialectical Behavior Therapy: DBT)*訳注6

　毎日の生活における安定感を増すことが、最も重要かつ緊急で必要なクライエントにとって、この療法は非常に素晴らしい選択肢となります。当初は、境界性パーソナリティ障害の人たちのために開発されたこの弁証法的行動療法（DBT）は、おそらく、ここで挙げる療法の中でも、第Ⅰ段階の問題に特化して対応する唯一の療法です。それゆえに、記憶と取り組むことはしたくないが、生活の質（QOL）の改善をしたいというクライエントにとっては、よい選択にもなりうるかもしれません。また、個人療法と構造化された集団療法を組み合わせて使う唯一の療法です。効果的なマインド

フルネス（第10章参照）、情動調節、そして苦悩に対する寛容性の増加が、DBTの主な目標となります。

✣ソマティック心理療法のさまざま

　身体に起きていることに注意を向けることを含むトラウマ療法の歴史は、19世紀末のピエール・ジャネの仕事まで遡ることができます。解離現象を最初に明らかにし、記述したのがジャネでした。その概要は、第7章で段階指向モデルとしてお話ししました。しかしながら、心理療法において身体と取り組んだという偉業は、ヴィルヘルム・ライヒ（Wilhelm Reich）によってなされました。ライヒは、今日実践されているソマティック心理療法*訳注7のかなり多くの学派において、父と呼べる存在です。心理状態への身体的反応に初めて直接的に取り組んだ人物が、ライヒなのです[43]。これら二人の人物の業績によって、トラウマに焦点をあてたソマティック心理療法の大部分の基盤は形成されたのです。

　感情や思考プロセスに対する身体の関係性にふれたり、興味を持ったりする機会が多いセラピストやクライエントほど、ソマティック心理療法により心地よさを感じることでしょう。例外はありますが、総じてソマティック心理療法は、身体意識のマインドフルネスの側面に非常にたくさんの注意を払いますし（第10章参照）、認知療法と比べて、感情表現やカタルシスへのより多くの機会を提供します。すべてではないですが、多くの身体性に基づく療法(ソマティック・ベースド)には、セラピストによる直接接触（タッチ）の使用がまだ含まれているかもしれません。しかしながら、21世紀になって以来、タッチの使用に際してはより多くの慎重さが求められるようになっています。多くのソマティック心理療法家（私を含む）は、治療の一部としてタッチを使うことはもはやありません。

　ソマティック療法で成功するためには、クライエントは、自分自身の鋭い感覚意識を持ったり、発達させる必要があります。身体の感覚的な気づ

第8章　最新トラウマ療法

きに恵まれなかったり、発達させられない人たちは、ソマティック心理療法とは異なる種類の療法と取り組む方がよいかもしれません。

▶ソマティック・エクスペリエンス(Somatic Experiencing: SE)

ピーター・リヴァイン(Peter Levine)が、ソマティック・エクスペリエンスを創りました。彼自身が影響を受けたのは、アイダ・ロルフ(Ida Rolf)、ヴィルヘルム・ライヒ、スティーブン・ポルジェス(Stephen Porges)、そしてアフター・アセン(Achter Ahsen)であり、また、動物行動学者やその他の科学者からの影響も受けています。彼のメソッドは、トラウマ体験のバラバラな解離的諸要素を関連づけることを目標としています。すなわち、「イメージ」「思考」「感情」「行動」そして「身体感覚」を、一貫した記憶へと一つにまとめあげるのです。これをおこなうことによって、諸要素のうちのどれであっても変化が可能となります。トラウマ記憶の解消中に、人々はより明瞭に考えたり、さまざまな感情を通り抜けたり、行動をやり遂げたり、イメージの意味が理解できたり(時には、そのイメージが変化したり)などができるようになります。リヴァインが強調することは、トラウマ性の出来事の間に邪魔をされた動作(行動)をやり遂げることの決定的な重要性です。これらは「逃走」において引き起こされる典型的な防衛動作なのです。このモデルの見方を使う際の私の体験では、上記に挙げた(イメージや思考を含む)どの要素における大きな変化であっても、変化を促進する際に等しくパワフルであるように思えます。

▶センサリーモーター心理療法(Sensorimotor Psychotherapy: SP)

ピーター・リヴァインとロン・クルツ(Ron Kurtz)(ハコミセラピー*訳注8創始者)の両方の生徒であり、同僚であったパット・オグデン(Pat Ogden)によって開発されました。よって、感覚運動の処理法は、現在の神経科学の統合をとても強調する点では、ソマティック・エクスペリエンスと共通する多

くの特徴があります。理論的には、主にベセル・ヴァンダーコーク（Bessel van der Kolk）、ピエール・ジャネ、ダニエル・シーゲル（Daniel Siegel）、スティーブン・ポルジェスらから影響を受けています。付け加えると、感覚運動心理療法では、20世紀後期ならびに21世紀初期に注目を浴びているアタッチメント（愛着）研究をかなり多用し、治療関係に非常に重きを置いています。

▶ボディナミック分析（Bodynamic Analysis: BA）

ボディナミック分析は、1980年代のデンマークで、リズベス・マーカー（Lisbeth Marcher）率いるリラクセーション・セラピストたちによって開発されました。トラウマを感情障害の派生分類として捉えていた当時としては最新の認識のもとに、ボディナミックのトレーナーたちは特別な技法を開発したのです。トラウマ記憶の処理を強調するボディナミック・ランニング・テクニックは、とりわけ走るイメージを通じて逃走反射を呼び起こすことで「凍りつき」反応と闘うために生み出されました。これは、抱えるトラウマが複雑ではない安定したクライエントに対してよく効く、非常にパワフルな技法です。しかしながら、あるタイプのトラウマを抱えていたりレジリエンスを欠くクライエントに対しては禁忌となります。一方、ボディナミック分析の訓練を受けたセラピストは、トラウマ記憶を扱うことができない、または扱いたくない脆弱なクライエントを助けるための沢山のツールを通常は持っています。そのようなこともあり、ランニング技法は、あるクライエント層にとっては賢い選択ではないかもしれません。しかしこのことは、ボディナミック分析が、かなり多くのトラウマを抱えるクライエントにとって有効な選択肢の一つであることを排除するものではありません。

第8章　最新トラウマ療法

▶ソマティック・トラウマ療法(Somatic Trauma Therapy: STT)

　ソマティック・トラウマ療法は、最初の著作『PTSDとトラウマの心理療法』[45]から十数年にわたって、私が推進してきたモデルです。STTは、私の多くの先生たち、ピーター・リヴァイン、リズベス・マーカー、ベセル・ヴァンダーコークや、アントニオ・ダマシオ、ジョセフ・ルドゥーといった神経科学者たちからの強い影響を受けています。もちろん、オリジナルの要素もあって、特に常識や「ブレーキを踏む」と呼ぶ注意深いアプローチを強調しています。ジャネの段階指向モデル（第7章参照）が土台となっています。STTは、記憶を掘り下げることなしにトラウマ症状に向きあうことに関心のある（ないしは向いている）人たちを惹きつけることでしょう。準備ができている人たちに対して、STTは、ソマティック・エクスペリエンス、ボディナミック・ランニング・テクニック（上記参照）、EMDR（下記参照）を含む多くのモデルを活用します。交流分析（下記参照）も、このSTTの枠組みに非常に合致します。包括的な概観については、『PTSDとトラウマの心理療法』[45]ならびに、『PTSDとトラウマの心理療法ケースブック』[46]を参照してください。

✚トラウマに特化した療法のさまざま

　以下の多くの療法は、トラウマの研究分野において、「パワーセラピー（強力な療法）」という分類で括られているものです。全体としてパワーセラピーは、その方法論を裏打ちする理論がほとんどない状態です。少ないセッション回数で高い成功率を誇っているとの主張に対しては、称賛する人もいれば、批判する人もいます。私はそれらの多くをかじってみて、そのうちの一つのトレーニングを受けました。そして私の同僚、練習生、そしてクライエントの非常に多くが、私にとっては魅力的ではない他の療法の有効性について、褒めちぎるのを聞いてきました。そのようなわけで、これらのパワーセラピーと同様に、現在、そして将来に提供される療法に

対しても、セラピストとクライエントは、それぞれ独自の環境において、何を試み、究極的に何が効くのかを、個人ベースで決めなければなりません。

▶NLP（Neurolinguistic Programming: 神経言語プログラミング）

NLPは、1970年代初期の最高のサイコセラピストたちの観察から発展させたものです*訳注9。トラウマワークの目的に対して、「サブモダリティ」の操作を使うその技法*訳注10は、侵襲的な感覚イメージ（視覚的、聴覚的、運動感覚的である）を持つクライエントを助けるのに理想的です。このNLPは、感覚入力を変化させ、症状に対するコントロールを増やす助けができるのです。とりわけ、クライエントのフラッシュバックへの介入法として[46]、そして、代理トラウマに苦しむセラピストにとって[47]、適しています（第16章参照）。

▶EMDR（Eye Movement Desensitization and Reprocessing: 眼球運動による脱感作および再処理法）

EMDRは、フランシーン・シャピロ（Francine Shapiro）によって、特にトラウマとPTSDに働きかけるために編み出されたものです。CBT（認知行動療法）やNLPも、その元になっています。EMDRは、厳密な意味ではソマティック心理療法の範疇外でありながら、身体感覚に重大な注意を向ける唯一のメソッドでもあり、一種のハイブリッドと言えるでしょう。

EMDRは、トラウマ記憶に焦点をあて、その記憶のさまざまな面（イメージ、思考、感情、身体感覚）を一斉に集めるプロトコル（手順）を採用し、そして変化を促進するのです。EMDRの有効成分は、クライエントがこれらのさまざまな要素を意識状態で保持しながらなされる交互刺激であると信じられています。セラピストの指を目で行ったり来たり追うことが、この交互刺激の一番最初の型でした。しかしながら、開発から年月が経ち、

EMDRにおける刺激には、光源を目で追ったり、膝をタッピングしたり、両手にブザーを持ったり、音を聴いたりすることなどが含まれるようになりました。このようなメカニズムのすべてに共通する特徴は、1分ほどの間に左から右へと繰り返しなされる交互刺激であるということです。それが終了した後、クライエントは基本的な面において変化したことを尋ねられます。そしてそこから解消するまで、その手順が繰り返されるのです。

EMDRは、手順や主に認知に焦点をあてることが好きな人たちを惹きつけることでしょう。より大きく身体に焦点をあてることを求めている人たちや、記憶よりも現行の問題に取り組むことを優先したい人たちには適さないでしょう。

▶エネルギー療法：TFT（Thought Field Therapy：思考場療法）とEFT（Emotional Freedom Technique：感情開放テクニック）

研究と治療が望まれる領域としてトラウマが注目を浴びた時期に、これらの療法は、特にPTSDの症状を緩和するために開発されました[*訳注11]。双方ともターゲットとなる問題や症状を同定した後に、特定の順序でツボをタッピングする方法を採用しています。これら二つの療法は、トラウマ記憶を扱うことのできない、もしくは扱いたくない人たちにとって魅力的かもしれません。もし始めるにあたって、クライエントが指圧や鍼灸を知っていて、信頼しているのであれば、これらのメソッドはより意味を持って、おそらく成功する可能性が高くなることでしょう。開発者やプラクティショナーによって、これらのメソッドには副作用がないと主張されることがよくありますが、他のメソッドもそうであるように、副作用が起きうることがあるのも確かです。

▶TIR（Traumatic Incident Reduction：外傷的出来事軽減法）

トラウマ用に特別につくり出された方法です。TIRは、最初、サイエン

トロジー*訳注12のトレーナーによって開発されました。サイエントロジーとの関連から、正当な療法として認知されることは難しい状況です。TIRはトラウマ記憶を処理することに重きを置いています。多くの場合、一回の長めのセッションで終了します。

❖その他の心理療法のさまざま

トラウマ治療の主流となっている見方には反して、心理療法の伝統的なメソッドは、トラウマ療法として非常に有効なものになりえます。(転移を含む) 治療関係の強調と、伝統的な療法においてアタッチメントの問題を対象とすることを強調することによって、大きな治癒がもたらされる可能性があります。トラウマの生理学と心理学の基礎を理解しているセラピストの手に委ねることで、伝統的な療法は、さらに価値を持つようにすらなるでしょう。

❖精神力動的心理療法

精神力動的なアプローチ、中でも治療関係のダイナミックスに焦点をあてるものは、多くの心理療法の核となっています。精神力動論は、アメリカの多くの大学で今日、教えられているので、臨床ソーシャルワーカー、カウンセラー、マリッジ & ファミリーセラピスト (MFT) になる人たちにとっては、心理療法において突出した存在となっています。

通常、精神力動的心理療法においては、クライエントが先に進み、セラピストはクライエントのプロセスについていきます。そのことは、コントロールの感覚を再生する必要のあるトラウマ・クライエントにとっては、すばらしいことになりえます。しかし、トラウマに取り組むとき、必ずしも最も理想的な構造であるわけではありません。動揺させるような記憶の中を彷徨っている間、クライエントが、調節不全やフラッシュバックへと駆り立てられることはよくあります。クライエントを止めることは、多く

の精神力動的なサイコセラピストにとって馴染みのないことのように思えますが、そのようなときには、止めることがまさしく必要とされることかもしれません。

✣ 精神分析学(Psychoanalysis)

すべての心理療法の父である精神分析学は、現代のトラウマ療法の世界においても、依然として一定のポジションを維持しています。繰り返しますが、トラウマ・サバイバーのための心理療法において、(とりわけ養育者の手による子ども時代のトラウマが存在するときの)重要な有効成分は、セラピストとの転移関係への注目です。しかしながら、重要な但し書きがあります。容易に誘発されるフラッシュバックから、自分のトラウマ記憶や苦しみを封じ込めることができないクライエントにとって、精神分析の核である自由連想法は禁忌なのです。多くのトラウマ・セラピストは、クライエントが記憶(いつのことであったのか、どのくらい覚えているのかを含めて)を取り戻す援助をしようと努めますが、自由連想によって一気にパンドラの箱全体を開けてしまう可能性があります。他の療法と同様に、トラウマに取り組む精神分析家は、セラピーの手順がクライエントの必要性に合致するように注意深く調節する必要があります。

▶ 交流分析(Transactional Analysis: TA)*訳注13

交流分析は、トラウマワークのために開発されたものではありませんが、そのいくつかの側面は、トラウマ療法の統合プログラムの一部分として理想的です。TAでの内的対話の強調は、ヴォイス・ダイアログ、自我状態、インナーチャイルドなどを含むいくつかのさらに現代的な療法によって採用されてきました。TAは、高度に機能的な精神(魂)の部分とトラウマによって傷ついた部分との間の内的対話のケアとサポートの発展の促進に特に役立ちます。

▶馬介在心理療法(Equine-Assisted Psychotherapy: EAP)

　馬は、さまざまな身体的、感情的な病の癒しを援助するために、数十年の間、使われてきました。21世紀に入って、馬介在心理療法は、PTSDを助けるための療法として、以前にも増して人気が出ています。アメリカ退役軍人会は、戦闘地域から帰還した兵士に対する有用性を探るための調査費を支出さえしてきました。この療法は、人類と馬との間の数世紀に遡る絆に頼っています。トラウマ・サバイバーが、人に対する以上の強い絆を、馬に対して築くことがよくあるようです。少なくともこの方法にしたがうことで、短期間に多くの症状から落ち着きや安心感が獲得できるのです。

▶催眠療法(Hypnosis)

　催眠療法の持つ要素は、トラウマ治療において役立てることができるでしょうが、トラウマ療法としての使用(とりわけ、記憶を思い出させようとする企て)には疑義が投げかけられてきました。症状の軽減、鎮静状態への誘導、そして未来の状況の予測とリハーサルに使用される場合、催眠療法は実際的にかなりの意味を持ってきます。しかしながら、過去数十年、解離的なトラウマ・サバイバーが失った記憶を呼び戻すことを援助するために、催眠療法はよく使われてきたのです。そのような使用法によって、催眠療法は、虚偽記憶(第13章参照)をつくり上げる片棒を担ぐことにもなってしまいました。それは、多くのトラウマ・サバイバーに大きな被害をもたらしたのです。現在の研究調査では、催眠療法下で回復される記憶は信頼性に欠けるということが、かなり決定的なものとされています。さらに心配なことには、ある人が、催眠療法によって記憶が回復したと信じるとき、後になってその記憶が偽物であると証明されようがされまいが、その記憶は正しいものであると強固に信じられ続けられることがあります。

第8章　最新トラウマ療法

✣ 表現療法のさまざま

　自己表現と創造性を増進させる療法は、トラウマからの回復において非常に役立ちます。そのような多くの表現療法は、芸術、ダンス、音楽、作文、詩、ドラマなどの創造性を利用します。そのような療法の理念は、創造的表現を通じて、クライエントの感情表現と認知構造を促進することにあります。

✣ 非心理的身体療法のさまざま

　トラウマを治療すると主張していたり、トラウマの治療法として生徒に教えられている身体療法がいくつか存在します。そのうちのいくつかは、その使用を、他の(より心理学指向の)療法の補助的なものとして規定しています。しかしながら、身体療法の中には、そこのプログラムの修了生は(その治療モデルしか訓練していない者でさえ)、トラウマ治療をするのに十分な資格があると主張するものもあるのです。ここで、私は少し慎重になることを助言したいと思います。トラウマの身体的(ソマティック)な側面に注意を向けることはとても大切なことですが、心理学的な側面に注意を向けることも、(少なくとも)同様に大切なのです。純粋な肉体レベルでのトラウマへのアプローチは思慮が足りません。心理学的な統合は、癒しにとって不可欠の大切な要素なのです。

　これらの身体療法の多くは、他の治療を選択する場合と同様に、(個人ベースにおいては)トラウマを受傷した人たちにきわめて役立つ可能性があります。しかしながら、心理学的な指向性のある療法(心理療法かソマティック心理療法のどちらか)の補助的なものとしてのみ使われることをお勧めします。セラピストの中には、身体的(ソマティック)ならびに心理学的双方の理論や療法を訓練している人たちもいます。しかしながら、身体的な経験のみのプラクティショナーは、主として心理学的な訓練を受けてきた仲間と一緒に組むことがよくあります。チームが力を合わせて同じクライエントに取り組

み、メンバー各員が自分のベストを尽くし、クライエントが心と身体の二つのアプローチを統合する手助けをします。このような状況において生まれる協働は、非常に役立つものとなりえます。

私の「役立つ身体療法リスト」には、クラニオセイクラル、マッサージ、ロルフィング、指圧、ピラティス、フェルデンクライス、アレクサンダーテクニークなどが含まれています。これらの中のいくつかについては、第11章にてより詳しく論じます。

✤ブレットとジェフリー

PTSDに苦しんでいる多くの人を癒すための道は、単体の療法やプログラムから構成されるものでは通常ありません。このことは、ブレットとジェフリーにもあてはまります。両名の回復が成功したのは、複数の介入法の組み合わせによるものでした。両名の療法的プログラムはかなり異なるものです。実際、二人の回復の道は、本当にどれほど治療的な欲求(ニーズ)と嗜好(テースト)が多様でありえるのかのよい見本です。

ブレットは最初にEMDRを試みました。EMDRは、彼女が落ち着いて、過去のレイプを広い視野から捉え直すことの助けとなりました。とても役立ったのですが、ブレットは、身体的反応をもっと直接的に助けてくれるものを必要としていました。とりわけ、レイプの最中を思い出させるセックスの体位であることに気づいたときに彼女がとる反応を変える必要がありました。ブレットは、この用途に適する療法として、ソマティック・エクスペリエンスを見つけたのです。ソマティック・エクスペリエンスを使ってプロセスを追跡(トラッキング)することで、性交の体位で引き金となる防衛的な衝動のいくらかを理解できるようになりました。ついには、過去からそのような体位を捉える代わりに、現在の関係性の観点から体位を理解できるようになったのです。最後にブレットは、今風で普通の恋愛関係を取り戻そうと、自分と婚約者の二人をコーチしてくれるセックス・セラピストを見

つけました。

　ジェフリーの道は異なるものでした。すでに起きたことの処理に関心がなかったのです。助けを探していた最初の数年は、持続エクスポージャー(曝露)療法を試みたのですが、まったく好きではありませんでした。フラッシュバックはあまりにもつらかったので、過去の出来事に焦点をあてるものは何であれ、さらに悪く感じさせることに気づいたのです。ついには、βブロッカー(交感神経β受容体遮断薬)を短期間投与する新しい研究に興味を持つ復員軍人援護局(VA)の精神科医を見つけました(第9章参照)。それは、ジェフリーの慢性的な覚醒レベルを下げることに役立つように思えました。その成功に勇気づけられて、それからジェフリーは、フラッシュバックをコントロールするためのNLPの技法の使い方を教えてくれるソーシャルワーカーを紹介されました。最後は、DBTグループに参加し、そこでさらに効果的な対処スキルを学び、ストレスに対するより大きな耐性を獲得したのです。

第9章

PTSDの精神薬理学

...

　PTSD治療に効果がある心理療法の選択肢の多くは、ここ数十年に出現したものですが（第8章参照）、精神薬理学の選択肢と成果は遅れをとりました。多くの研究調査がおこなわれてきたので、研究が遅れたからというわけではないことは間違いありません。しかしながら、今日までのPTSDの科学的調査のさまざまな結果は、より深くまで精神生理学を理解するという方向に沿ったものになっています。心理療法の効果を高めたり、心理療法の代用となったり、もしくは心理療法よりもよい選択肢にさえなりうる薬物治療を見つけ出すという意味では、成功は明らかに少ないのです。

　その問題の一部は、ほとんどすべての薬物で直面する難しさから生じているものであることは間違いありません。精神の領域において、薬物治療は、多くの純粋に肉体的な病気の治療に役立つのと同じようには予測できたり、うまくいくわけではないのです。たとえば、特定のバクテリア向けに開発された抗生物質は、そのバクテリアに対する効果が高く、そして予測もできるわけです。もし患者がアレルギーでなければ、またはその抗生物質に対する免疫ができていなければそうなります。身体疾患や不定愁訴に対する多くの補助的な薬物治療も同様で、効き目もあれば留意点もあるものです。

　その図式は、精神薬理学ではまったく異なってきます。特定の分類内での薬物治療は、個人に対してうまく効くかもしれないし、効かないかもし

れないのです。そして一つの薬が（もし患者が幸運であれば）効く前に、いくつかの薬を試す必要があることがよくあります。たとえば、うつ病のクライエントのほとんどは、よく効く一つの抗うつ薬を見つけるまでに、複数の抗うつ薬を試みた歴史を詳しく語ることができるでしょう。いくつかの薬を組み合わせて使用されて初めて効果があるとわかることがよくあります。しかし、薬が多くなるほど、副作用の危険性もより高くなります。そしてPTSDの領域で見られるように、一つの病気のために開発された薬物治療が、他の病気にも効き目があることを期待して、試行錯誤的に試されるかもしれません。最近の例では、うつや発作、精神病を併発していると診断されていない場合でさえ、抗けいれん薬、抗うつ薬、抗精神病薬などのすべてが、PTSDに試されているのです。

　概して、PTSDに対する薬物治療はあまり効果的ではありません。推定治癒率は50％を下回りますが、そんなに悲観的になるような数字ではなく、この領域の薬物治療としてはおかしなものではありません。精神薬理学の専門家であるロナルド・ダイヤモンド（Ronald Diamond）[13]は、PTSDに対するどのような薬物治療であっても、投薬後の最初の2、3日以内に効き目の徴候が現れるものであるとアドバイスしてくれています。ですから、もし1週間ほど経っても効果が見られないようであれば、おそらくその薬は効かないということでしょう。

　PTSD治療に試された最初の化学物質の一つは、コルチゾールでした。コルチゾールは、第4章で検討したように、脅威が過ぎ去ったり、解消されたときに、トラウマ性ストレス反応の勢いを弱める重要な役割を演じます。トラウマが終わったときに十分な量のコルチゾールが分泌される場合、コルチゾールは、トラウマ性の脅威が過ぎ去ったという認識のもと、警告反応を停止し、過覚醒を減らします。コルチゾールの分泌は、大脳辺縁系、主に扁桃体によって指示されます。PTSDの場合、コルチゾールは覚醒を軽減する働きができないのです。同じトラウマを体験しても、トラ

ウマ後の身体機能において、PTSDを抱える人たちは発症しなかった人よりコルチゾール量が少なくなっています[62, 63]。いつ、なぜこのような不足が起きるのかについては、いまだにPTSDの不思議の一つで、研究継続中の課題です。このコルチゾールの不足が、PTSDを発症させる最大のものであるとは言わないまでも、主要な要因です。それゆえに、トラウマ反応を停止する際にコルチゾールは重要な役割を果たすという理由から、そしてPTSDを抱える人のコルチゾールが低いレベルにあるという理由から、コルチゾールの考えられる有用性を調査することは理にかなっているように思えます。トラウマを受けた後すぐの人たちに投与したとき、またはすでにPTSDを発症した人たちに投与したときに、コルチゾールには治癒効果はあるでしょうか？　期待に反して、PTSDの治癒を助けるものとしてのコルチゾールの可能性についての調査研究は、驚くほど少ししかないのです。PTSDにおけるコルチゾールの役割に関する第一級の研究者であるレイチェル・ヤフーダは、今日まで、なぜ多くの研究がなされてこなかったのかを、彼女自身が訝しがりながらも、PTSD治療の補助薬としての合成コルチゾールの使用研究をさらに推し進め続けています[61]。

　元気づけられることに、特定の効き目のある、また別の分類の薬物治療があります。βブロッカーは、特にPTSDの化学的不均衡に働きます。この分類の薬物は、PTSDの典型的な過覚醒症状(急速な心拍数、血圧の上昇など)に反応するアドレナリンの活動をブロックします。しかしながら、PTSDに関するβブロッカーの効果の研究は、依然として比較的新しいものであり、今までのところ臨床試験は多くありません。最も興味深い研究は、アメリカとカナダ両国の研究者によって指揮されているものです[9, 42]。βブロッカーについて、より詳しくは、下記を見てください。

　以下の議論では、PTSD治療において最もよく処方される薬物に光をあてます。各分類の横に、最もよく知られているブランド名を括弧内に表示します。

✤抗うつ薬（プロザック、パキシル、ゾロフト）

　PTSDに対する精神薬理学上の最も多くの調査研究は、抗うつ薬、中でもSSRI（選択的セロトニン再取り込み阻害薬）を用いておこなわれてきました。SSRIのいくつかは、抗不安特性を持っていますし、不安症に対して処方されるかもしれません。抗うつ薬は、PTSDの一部の人々を助けますが、助けとならない割合も大きいのです。その成果は行きあたりばったりなもので、同じ薬がうつ病そのものに使われた場合の実績とは異なります(56)。付け加えると、いくつかのSNRI（セロトニン・ノルアドレナリン再取り込み阻害薬）は、ノルアドレナリンならびにセロトニンのレベルを増加させるものですが、不安症の治療においても効果があります。ミルタザピン（レメロン）*訳注14 は、不安症に役立つことが証明されている別種の抗うつ薬です。

　PTSDへの抗うつ薬の処方が、それほど意味があるとは私には到底思えません。もちろん、うつ病が根底にあったり、併発している場合には、役立つかもしれません。しかし、PTSDへの抗うつ薬の通常使用は、最後に残された介入法としての役割しか残っていないように思えます。予測するに、PTSDが根本的な問題の場合、ほとんど役に立たないでしょう。

✤ベンゾジアゼピン系抗不安薬
　（バリウム、ザナックス、アチバン）*訳注15

　この分類の薬物は、不安感を軽減するのに使用されます。それゆえに、DSM-IV-TRで不安障害に分類されているPTSDに対して効果があるのではないか、と理屈づける人がいるかもしれません。しかしながら、この場合は反対の効果が現れるのです。ベンゾジアゼピン系は、PTSDでよい実績を上げていません。それどころか、薬物乱用に導く依存形成のリスクがあるのです(13)。ベンゾジアゼピン系は、抗うつ薬と併用して、抗うつ薬の抗不安の効果が現れるまで、短期的に処方される場合もあります。抗うつ薬の効果が現れると、ベンゾジアゼピン系の服用は徐々に減らしていき

ます。

✢ ブスピロン(抗不安薬)

ベンゾジアゼピン系とは異なり、ブスピロンは、ゆっくりと効き目が出てくる抗不安薬で、依存形成のリスクはありません。抗うつ薬のように、効果が出るまでには数週間かかりますが、不安感を減らすために使われます。

✢ αブロッカー（交感神経α受容体遮断薬：クロニジン）

一般的に、αブロッカーは高血圧の治療のために処方されるものです。しかしながら、クロニジンは、PTSDに対しても処方されてきました。過覚醒を軽減するのに役立つかもしれませんし、侵入思考や悪夢を減らすことも示されています[13]。

✢ βブロッカー（交感神経β受容体遮断薬：プロプラノロール、インデラル、アテノロール）

過覚醒は、PTSDで最も特徴的な症状です。トラウマとなる出来事に引き続いて扁桃体が命じるアドレナリンの継続的な分泌が、トラウマ後の過覚醒の原因として認識されています。それゆえに、アドレナリンの受容を遮断する（その結果、低覚醒を生じさせる）物質であるβブロッカーの研究がそれほど貧弱であることには驚かされます。早くも1988年には、PTSDで入院している子どもたちに対して使用されたβブロッカーのプロプラノロールの小規模の研究がありました[16]。プロプラノロールが、服用中の子どもたちのPTSDの症状をかなり軽減したということを、その研究は明らかに実証したのです。しかし、その研究以後、2000年頃まで、治療の選択肢としてのβブロッカーの調査は驚くほど空白状態なのです。

βブロッカーは、通常、高血圧に対して処方される一般的な薬物として

分類されます。

　心理学の側から見ると、あがり症や社交不安をうまく扱うために使用されることがよくありました。βブロッカーは長い間身近にあった薬物ですが、おそらく新薬と比べるともはや利益が出ないので、製薬会社がそれらを使って試験をすることにあまり興味がなかったのでしょう。しかしながら、本章の冒頭でも論じたように、PTSDにとっては非常に大きな潜在能力を持っているかもしれません。現在までの研究では、PTSDを防ぐためにトラウマ性の事故が起きて間もなくしてのプロプラノロールの使用が検討されてきました[42]。そしてPTSDの緩和のために、長年苦しんできた後にも使用が検討されることもあります[9]。

✤モルヒネ

　モルヒネは、PTSDを防ぐ目的での使用可能性について、近年最も研究されている薬物です。多くの重要な発見を伴って、モルヒネは有望視されています。PTSD防止のためのモルヒネの潜在能力は、イラクやアフガニスタンから帰還した傷痍兵における心理的な差異が観察された際に、初めて気づかれました。包括的な研究は、モルヒネの使用と他の薬物の使用とを比較することで行われました。これらの調査でわかったことは、モルヒネを使って治療されてきた人たちは、モルヒネを摂取しなかった人たちより、PTSD発症のリスクがおよそ半分であるということでした[25]。だからといって、モルヒネがトラウマを受けた人に今や日常的に処方されていることを意味するわけではありません。しかしながら、戦場の衛生兵にはより広く利用されるようになっており、病院の救急救命室(ER)でも容易に使用されるようになってきています。

✤睡眠薬

　トラウマ性の出来事の後、トラウマ性ストレスの自然な流れの一部分と

して、睡眠サイクルの混乱が必然的に含まれます。トラウマを受傷した神経系が通常の均衡性(ホメオスタシス)を回復するにはある程度の時間が必要なので、これはまったく通常のことです(神経系の治癒に関する議論は、第12章を参照のこと)。サバイバーが十分なケアとサポートを受けるとき、睡眠サイクルは通常、個人的に必要な時間が経過した後に自己調節します。おそらくトラウマ後の睡眠障害で最も苦しい面は、自分に起きたことを精神が消化しようとして見ることになる、一つかそれ以上の悪夢のエピソードでしょう。それは予期できることです。もしトラウマ・サバイバーがこのような混乱から脱出することができれば、睡眠と夢見は、通常であればおのずと平常に戻ります。しかしそうでないとき、薬物治療が役立つこともあるでしょう。しかしながら、トラウマ直後の睡眠薬は、過剰摂取されることがよくあるのです。

　たとえば、2001年9月11日にニューヨーク市で起きた世界貿易センタービルへのテロ攻撃事件を取り上げてみましょう。その翌日までに、多くの人々が医師に睡眠薬の処方を依頼したり、店頭で睡眠補助薬を購入しました。しかし、人工的な睡眠導入剤が役立つかどうかは疑問です。睡眠薬は通常の夢見のサイクルに介入するので、トラウマ性の体験の統合を遅らせるかもしれないことを指摘しておきます。残念なことに、睡眠薬の使用を追跡した研究は出てきていないので、この私の仮説は実証なしの推測のままです。しかしながら、私はこの間、クライエント、家族、親しい友人、同僚など多くの人たちの反応を観察していました。少なくとも2、3日やそれ以上にわたって、すべての人に睡眠の混乱がありました。睡眠補助薬の摂取は誰もしていませんでした。神経系が鎮まり、睡眠と同様に生活も徐々に通常状態に戻るにつれ、ほとんどの人に、テロ攻撃のテーマが含まれる悪夢のエピソードが一つかそれ以上現れました。しかし、1、2週間後、睡眠は通常状態へと戻り、夢も再び日常的なものになりました。

　トラウマ後に生じる異常睡眠を正常化することで、苦しい混乱状態から

抜け出すことを援助することができます。そして、心身が自己調節し、通常の状態に戻ることを可能にするのです。

❖おことわり

　ここでの私の立ち位置を誤解しないでください。人の心身が自己調節やホメオスタシスの回復ができないとき、適切な医療的介入は必要であり、おそらくは非常に役立つことは証明されるでしょう。正しい分量でかつ適切な時期に正しい投薬を受けることは、一定の割合の苦しんでいる人たちにとっては、神からの贈り物になりえるのです。クライエント、もしくはセラピストが、補助薬が役立つかもしれないと信じている場合、そのときは是非お試しください。しかし、トラウマ療法の代替としての薬物療法はお勧めしません。PTSDに対しては、薬物より心理療法の方が効果的であることが、研究調査によって実証されているからです。向精神薬の処方を頼む人を選ぶ際には、家庭医よりは優れた精神科医の方がよいでしょう。PTSD治療に経験があり、どの薬物をどの組み合わせで試すべきかについての優れた感覚を持っている人を選ぶことはとても賢いことです。

第10章
マインドフルネスと瞑想

...

　マインドフルネス瞑想の訓練は、トラウマの犠牲者にとって、最も古くかつ最も新しい治療の選択肢です。これまでに、多くの仏教修行やその他の数千年もの歴史を持つ行法が、心理学や心理療法、そしてスピリチュアルな場面に応用され、大きな役割を果たしてきました。さまざまなソマティック心理療法が、マインドフルネスの実利的な面を100年以上にわたって利用してきたのです。それにもかかわらず、マインドフルネスは21世紀になって心理療法の世界に改めて取り入れられるようになりました。とりわけ、比較的最近だと、認知療法がマインドフルネスを自分たちのものとして抱え込みました。ダニエル・シーゲル[54, 55]は、伝統的な心理療法の実践にマインドフルネスを適切に加えることに特に貢献しています。さらにマインドフルネスの多くの側面は、（それがセルフヘルプのコース内であれ、トラウマ療法のコース内であれ）トラウマの回復に対して適切なものであり、また助けとなります。PTSD治療におけるマインドフルネスは、重要かつ人気上昇中ですので、本章を丸ごとマインドフルネスにあてたいと思います。

　マインドフルネス、瞑想、精神修養の相違点と類似点には、混乱する部分があります。多くのセラピストならびにクライエントは、マインドフルネスを探究することに消極的です。なぜなら、仏教哲学と関連づけて考えるからです。そのような人たちは、マインドフルネス自体はまったく無宗

教なものであることを認識していません。実際、マインドフルネスは、多くの宗教的ならびに非宗教的な修養において、その一部とされているものです。マインドフルネスや瞑想がある個人にとって役立つためには、宗教やスピリチュアルな探究とのつながりは必要ありません。マインドフルネスの主要な特徴は、ストレスと慢性的苦痛を軽減すること[29, 37]、うつにうまく対応すること[52]、トラウマから回復すること[48]などのために活用することができるのです。ここでの議論は、マインドフルネスをトラウマ療法とトラウマの回復に適用することの妥当性に限定しています。

❖ マインドフルネス

「マインドフルネス (mindfulness)」という言葉を音節に分解すると、「マインド (mind)」+「フル (ful)」+「ネス (ness)」となり、その意味するところが明白となります。

- 「マインド」とは、「サイキ (psyche：精神／魂)」や「意識の座」を指す。
- 「フル」は、「〜が満ちている」ことや、「〜によって特徴づけられる」ということを意味する。
- 「ネス」は、「状態」「性質」「状況」を表す。

これらを一つにまとめると、マインドフルネスとは、高められた意識によって精神を満たすことから生じるマインド（心）の状態であることが明らかです。短く言えば、意図的に意識や注意によって焦点をあてることにシンプルに関わる能動的なプロセスなのです。

マインドフルネスを開発するには四つの主要な方法があります[*訳注16]。その一つだけに集中することにも価値がありますし、他の一つ以上のものと組み合わせることにも価値があります。これらの根本には無数の解釈が存在します。以下は、四つの視点の最もよく論じられる特徴をまとめたも

のです。

1. **身**：身体意識。これに含まれるものは、肉体への注意（特に、呼吸や身体感覚経由の）と身体内と身体のまわりのエネルギー場の意識である。現在という瞬間における人のマインドフルな意識を保持するのが、この基本的な身体に焦点をあてることである。
2. **受**：身体内での感情の感じ方の質への気配り。これは感情に伴う感覚とその一般的な印象（快・不快・どちらでもない）の両方によって構成される。この面は、感情の一時性（感情がどのように高まり、落ち込むのか、また、どのように生まれ、変化し、消え去るのか）の認識に関わっている。
3. **心**：マインドへの注意。ここに含まれるのは、マインドの状態、感情、思念、イメージの観察である。
4. **法**：この最後の根本は、聖俗の二面を持つ。ある人は、この根本をより心理学的な健康と関連するものと捉える。特にウェルビーイングへの障害を突き止めることに関心を持っている。マインドフルネスのスピリチュアルな側面をこの根本と関連づける人もいる。その見方によると、この根本は倫理的な生活を送る指針であるのと同様に、この世界のすべてのものの相互の関係性を包括している。

もちろんトラウマの回復のためには、どのような特徴であれ、一つだけでも、一つ以上のものと組み合わせても適用することができます。スピリチュアルなつながりや含みが欠落していてさえ、マインドフルネスは、トラウマ治療プログラムの一部として高度に有効なものとなりえます。マインドフルな意識を最初の三つの側面（身体・感情・心理）に限定したとしても、トラウマ性ストレスやPTSDの解消において、きわめて価値のあるツールを提供することができるのです。

PTSDに苦しむ人々はあまりにもたびたび過去に引き込まれてしまうので、マインドフルネスと瞑想は、一つの非常に強力なリソースたりえます。それらは、今・ここである現在の生活において、サバイバーが足元をしっかりと固めるための具体的なツールを与えてくれるのです。

✦マインドフルネスの適用：個人的な一例

　この時点で、強い苦しみをうまく扱うためにマインドフルネスを実際に適用するということは、どのようなことであろうかと思われるかもしれません。2、3週間前に、私は劣化の徴候の見られてきた、35年前に作った四本の歯の被せ物を取り替えてもらうために、大きな歯の治療を受けることになりました。治療は急を要するものではありませんでしたが、悪化している状態が深刻なものにならないように治療を受けることに同意したのです。私は歯医者に行くのは嫌いですし、痛みは怖いし、口の中に侵入されるのは好きではありませんが、被せ物が取れる前に、新しいものに変えることを確実にしておきたかったのです。

　この歯の治療を受けるという決断をすることが、私にとっては実際、マインドフルネス使用の最初の段階でした。この段階には数年を要しました。定期的に自分自身を振り返るのです。つまり、歯の現状を考慮し、勇気のレベルを感じながら、自分の思考と感情を観察したのです。2、3か月前になるまで、治療を延長し続けていたのですが、私はただ、あまりにも恐れていたのです。しかしながら、そのときの私の姿勢は、二つのことに直面したことで変化したのです。まず最初に、歯の状態が悪化していることを意識するようになりました。二つ目に、心の中で歯の治療をイメージしたとき、勇気の感情が増したことが観察されたのです。

　新しい歯科医を選ぶ際にも、マインドフルネスを使いました。以前の歯科医は悪くはなかったのですが、マインドフルになってみると、彼にこのような複雑な治療ができるかどうかの疑念がお腹のあたりに生じ、落ち着

かなかったのです。それで数人の候補となる歯科医を訪問し、歯科医の能力についての私の思いだけでなく、肚(ハラ)の感覚や、感情、そして一人ひとりに対する心地よさのレベルにも注意を払いました。私が最終的に選んだ歯科医のクリニックを去るとき、再びそこに戻ってくることを、実際、楽しみにしている自分に気づいたのです。それは、歯科医に関してはかつて抱いたことのない感情でした。歯科医の能力と私の判断の組み合わさったものであるその感情によって、そこで治療することが決まったのです。

　すべてのこのような注意深く、マインドフルな準備は大切です。しかし、それに続く段階においては、うまく感情を表出することが決定的に重要になります。被せ物プロジェクトの最初の予約日が到来したとき、自分の不安レベルが増していることに気づきました。それは急激でした。PTSDにはもはや苦しんではいなかったのですが、侵襲的で、苦痛を伴う恐れのある歯の治療や医学的な治療に向きあうとなると、まだかなり不安になったのです。不安感があまりにも高まったので、治療の当日はどのように不安感を扱えるものだろうかと、少し心配になるほどでした。またここで、マインドフルネスが私の助けとなりました。治療の2、3日前から、集中したマインドフルネスの練習を組み込んだ(5分から10分程度の)短い時間を、一日のうちに何回か持つことを意図的にやりはじめたのです。私にとっては、歯医者の椅子に座るときに私に働くであろうメカニズムといったものへの対応策を見いだすことが重要だったのです。よく知られているマインドフルネスのツールであるボディ・スキャンを使って、最もつながっていると感じた身体の箇所を基準地点と定めました。その目的は、不安の感情や恐れの思考の代わりに、自分の身体のある部分への注意を保ち続けることによって、グラウンディングを維持することになります。私は両手と両腿を選びました。手の重み、手の温かさ、手の確かな感じなど、手が腿に触れたときの感覚だけに焦点をあてながら、両手を両腿の上に置いて座ったのです。注意力が逸れたり、歯医者のことを考えて不安を感じはじめる

と、腿の上の手の感覚に自分自身をやさしく戻らせるのです。時には指を動かしたり、両手で手揉みをしたりしたので、衣類の下の脚に手を感じとることができました。同時に、心の中では何度も繰り返して、「腿に触れている手」と唱えました。このエクササイズをこの状況での私の必要性に適合させるための精密なチューニングは、楽観的でいられる最後の拠り所だったのです。そうすることによって、歯医者の予約に取り乱すことなくうまく対応できる余裕がありますように、と願いました。

　初回予約の朝、起きたとき、ベッドから出る前に手を腿にあて、「腿に触れている手」と復唱を数回しました。歯科医院へと運転している間でさえ、私は繰り返していました（もちろん、片手だけを使ってですが）。歯科医院の建物に近づいて、心臓が飛び出しそうなときでさえ、このマインドフルネスの練習は、私が落ち着くために本当に役立ったのです。

　歯科医院に到着すると、自分が神経質になっていることを、歯医者にしっかりと伝えました。歯医者の対応は、職業上適切であっただけでなく、親切で安心感を与えるものでした。それは助けにはなりましたが、私の恐怖感を消し去ることは決してなかったのです。私には依然としてマインドフルネスが必要でした。その日の3時間にわたる治療の間、特に最初の1時間は、何度もマインドフルネスの練習を繰り返しました。不安感が高まると、腿の上の手の温かみと重みを感じることを思い出しました。しばらくすると、そうする必要はあまりなくなってきました。全体的に、マインドフルネスの練習によってかなり助けられたと言わねばなりません。不安発作なしに、そして自分自身や私のまわりで起きたこととの接触を失うことなしに、治療をやり抜くことができたのです。不安にうまく対応し、心を平静に保てることによって、決断することや、何かがおかしいと感じるときにそう主張することや、適切なときにイヤだと言うことを、私に可能にしてくれたのです。非常に大変な治療をやり抜くに際して、マインドフルネスの知識があったことにとても感謝しています。

同様の原理の適用は、個々人の必要性に応じてあつらえることで、高まったストレスやPTSDの症状にうまく対処することに役立つことでしょう。それにはスピリチュアルであったり、宗教的である必要はまったくないのです。そして、スピリチュアルな要素を組み込みたい人にとっては、それを選択することはいつでも可能です。

❖瞑想（メディテーション）
　瞑想は、さまざまな種類のゴールを達成するために、マインドフルネスを用いる修養です。

▶ゴール例
- **肉体的ゴール**：リラクセーション、疼痛管理（ペイン・コントロール）、減量、ストレスの軽減など。
- **心理的ゴール**：頭の中の声を静めること、より大きな自己意識、内面の平穏、病的行動を減らすこと（過活動、うつ、強迫観念、強迫行為など）、自分自身や他人への慈悲心の発達、内省を得ること、創造性を伸ばすこと、直観を拡大すること、人生における予測不能性と逆境の時期を受け入れること。
- **スピリチュアルなゴール**：悟り、知恵や自身や他人への慈悲心を適用すること。

　無数の異なる瞑想法が存在し、その多くはスピリチュアルな訓練です。しかしながら、瞑想のいくつかの基本タイプは、特にPTSDを助けるマインドフルネスと融合させることができるのです。これらの基本タイプのどれも、スピリチュアルな次元を付け加えて使用しようとしない限り、スピリチュアルである必要はありません。
　瞑想は、身体的な姿勢によって分類することができます*訳注17。

- **座る(坐)**：さまざまな姿勢が異なる瞑想の流派で使用される。おそらく、二、三の姿勢はあなたにも馴染みがあるであろう。特定の脚や手の位置が関わる。しかしながら、あなたにとって心地よい方法で、ただ椅子や床に座るだけで必要十分である。
- **横たわる(臥)**：上記の座ることと同じ原則である。あなたにとって最適のものを見つける。眠るとマインドフルになることはできないので、覚醒状態でいることが大切であることを忘れないようにする。その理由から、横たわることは、多くの人々にとってはよい選択ではないであろう。
- **歩く(行)**：長時間、身体的にじっとすることができない人たちもいる。落ち着きがなかったり、解離的であったり、不安症であったりもする。歩きながらの瞑想は、そのような個人に対し素晴らしい代替案である。歩きながらの瞑想自体が、とても楽しく有益な瞑想法でもある。

以下の瞑想の分類は、焦点をあてる領域の違いによる区分です。それぞれの分類は、上で論じたどれかの姿勢がなされています。一般的に、心(マインド)を鎮め、身体を緩め、ストレスを軽減することがすべてに共通する目的です。

- **呼吸**：これは、おそらく、瞑想法において最も基本的なものであろう。注意を呼吸に向ける。特別な方法での呼吸がなされることもあれば、ただ呼吸がどのようなものであり、身体のどこへ移動するのかを常に意識するだけのこともある。
- **身体意識、もしくはボディ・スキャン**：この瞑想の種類では、注意を身体感覚に向ける。身体感覚とは通常、一つの部位から別の部位へと移動するものである。歯科医院で私が使ったマインドフルネスの練習は、この種の瞑想を発展させたものである。

- **話頭**：思考の明晰さや内省の獲得を願いながら特定の思考や思念に焦点をあてる。脅迫的な思考の人にとっては役立つかもしれないし、そうでもないかもしれない。脅迫的な思考を悪化させる場合がある。しかし一方では、脅迫的な思考に対して決められた時間枠を与えることによって、脅迫的思考を鎮める相乗効果がある場合もある。
- **誘導瞑想**：無数の種類の誘導瞑想を、書籍やCD、オンライン上に見つけることができるだろう。スピリチュアル指向のものもあるが、多くはそうではない。非常に多くの人は誘導瞑想の構成を楽しむが、嫌いな人もいる。他のものと同じで、個人の好みの問題である。

✚トラウマを抱える人たちへのおことわり

マインドフルネスは、PTSDを抱える人々に対して非常に役立つかもしれませんが、瞑想の効果はそれほど定かではありません。解離、パニック発作、不安症などの症状があり、いくつかの種類の瞑想をやっても効果の現れない人は多くいます。このことから、たくさんの瞑想の型を指導できるよい先生を見つけることの大切さがわかります。自分の回復における特定の地点での適した方法を見つけることのできない人たちにとって、耳寄りなお知らせがあります。そのような人たちは、症状がよりコントロールでき、過覚醒の基本レベルが低下するまで、ただ待っていればよいのです。その時点に達したとき、再び試してみればよいのです。全体的にストレスレベルが低下すると、以前は難しかった種類の瞑想が、より容易にかつ実り豊かなものとなることはよくあります。

✚目は開くのか、閉じるのか？

瞑想は、歩きながらの瞑想を除き（なぜかの理由は明らかですね）、通常、目を閉じておこなわれます。しかしながら、PTSDや解離性障害、不安障害、パニック障害を抱える多くの人たちにとって、目を閉じることはうまく働

かない可能性があります。目を開けて瞑想するという考えに驚く人もいるかもしれませんが、個々人が自分自身で決めるべきです。わからない方は、目を閉じたり、その次に目を開いたり、交互に変えて試すこともできるでしょう。最も静かに現在に留まれるのに役立つのはどちらかを決めるために、身体感覚や感情のマインドフルな意識を使うことができます。

✦ どこに座ればよいか

瞑想は、一般的には座った姿勢、もしくは横になった姿勢でおこなわれます。繰り返しになりますが、何が最適であるかは各個人が決めることです。どのような感触のところに座るのか、あるいは横になるべきかなどの評価もそれに含まれます。ある人は堅い床の方を好むでしょうし、別の人は柔らかいところを好むでしょう。PTSDを抱える多くの人々は、背中や首の筋肉にその筋肉自身を支えることを要求するような方法で座る（床やスツールに座って脚を組んだり、背もたれがまっすぐな椅子に座る）方が、クッションのきいた椅子や柔らかいクッションを使用するより、最善であることがわかることでしょう。

✦ 焦点（フォーカス）を選ぶ

身体に焦点をあてるのが苦しいことであると気づくことは、身体的・性的虐待歴のある人にとって、珍しいことではありません。それがあてはまる場合、身体指向的でないマインドフルで瞑想的な焦点を選ぶことは、少なくともしばらくの間、おそらく最もよい選択でしょう。非常に短い間隔から始めることで、身体への焦点の度合いを計ることも可能です。もっと身体的な気づきを感じとれるようになりたいというクライエントは、たとえ2、3分の間、身体に焦点をあてることであっても、危険性が高いことに気づかされることでしょう。そのような状況においては、たとえ始めてからほんの1、2秒であっても、許容できる時間にまで曝露を減らすこと

が賢明です。

❖ 平静状態 vs リラックス状態

　瞑想の通常の目的の一つは、リラクセーションです。とても奇妙なことですが、リラクセーションは、PTSD、パニック発作、不安症、解離を抱える人には勧められませんし、それどころか許可できない場合すらあります。これらの症状のある人は、全人口から見ると少ない割合(4%程度)しかいないようですが、実際にリラクセーションが逆効果に働くのです。つまり、身体がリラックスすると、その人たちはより不安になるのです。このことは、そのような人々には瞑想は無理である、ということを示唆しているのではまったくありません。瞑想のやり方に特別に注意を払う必要がある、ということを意味しているだけです。たとえば、筋肉を完全にリラックスさせて床に横たわる代わりに、立ったり、椅子に座って、背筋をまっすぐに保つ方がよいかもしれません。最適になるように、各個人にとって何が最もよい効果をもたらすのかを定めるために、試験期間を設けるべきでしょう。このようなリラクセーションの現象については、第11章においてさらに議論します。

❖ マインドフルネスとトラウマ・セラピスト

　本書は、トラウマ・サバイバーに焦点をあてていますが、トラウマ・セラピストのためのマインドフルネスの練習の有効性についても、ふれておく価値があります。最近、私はカリフォルニア、サンタモニカのインサイトLA[*訳注18]で、マインドフルネスに焦点をあてる月例のグループに参加しています。センター創設者・瞑想教師・元サイコセラピストであるトゥルーディ・グッドマン (Trudy Goodman) に率いられた継続グループは、苦痛やトラウマを負ったクライエントに現場で取り組んでいる多くの人たちにとって、またそれらの人々と取り組んでいるセラピストをスーパーヴァ

イズしている多くの人たちにとって、助けとなるものでした。援助職である参加者によって繰り返しなされてきたポイントの一つは、援助職の人たち自身のマインドフルネスの体現化が、自分たち自身に対してだけでなく、クライエントに対しても、かなり大きな影響を及ぼすということです。セラピストに対する直接的な効果がありますが、それには、クライエントから受ける極度に多くの苦痛や葛藤に直面するときでさえ、よりグラウンディングや、センタリングしていることを感じることも含まれます。そしてセラピストの平静さがクライエントに転移することがよくあるように、間接的な効果も現れるのです。これはミラーニューロンの機能（第16章参照）なのかもしれません。平静状態のクライエントは、よりよく統合することができ、それゆえに心理療法を利用するという望ましい結果になります。

✣ 瞑想とマインドフルネス：ブレットとジェフリーの場合

　ブレットはレイプされた当時、瞑想の練習を2、3年間していました。初期の症状がおさまると、ブレットは以前のように瞑想の練習を続けることができたのです。しかし、記憶の再誘発と遅発性PTSDが出現してから、以前のように瞑想ができないことに彼女は気づきました。再発（リラプス）の後、数回試みたのですが、マインドフルな焦点を身体にあてることで、フラッシュバックが誘発されるのです。瞑想ができなくなったことは、ブレットにとってPTSDそのものとほとんど同じくらいの苦痛でした。瞑想と、それがいつも彼女にもたらしてきた慰めと平穏な心の状態を、本当に欲していたのです。幸運なことに、彼女の瞑想の教師にはPTSDについての知識がありました。ブレットのセラピストは、三人が共同で道を探すことにオープンな態度でした。みなが一緒になって、ブレットがさまざまな種類の焦点のあて方、姿勢、座り方を試してみることを援助したのです。みなの支援によって、ブレットは徐々に瞑想に復帰できるようになりました。それ

は過去に彼女がやってきたこととは、いくぶん異なったものではありましたが。たとえば、床のクッションにあぐらをかいて座る代わりに、スツールに移り、足の裏をずっと床につけていました。ブレットは全般的な身体意識に注意を向けることから、呼吸を感じることや呼吸のパターンに注意を向けることに変えました。最終的にブレットは、セラピストと一緒に作成した誘導瞑想テープを定期的に使いました。そのテープには、ブレットとセラピストの両方が、自己への慈しみと自己への許しの心を増やし、彼女の持つ力とリソースを強化することを狙ってポジティヴなメッセージを吹き込んだのです。

　一方、ジェフリーは、かつて一度も瞑想を経験したことがありませんでした。彼にとっては、瞑想なんてあまりにも現実離れしたものでした。しかし、彼が参加していたDBT（弁証法的行動療法）グループの指導者は、マインドフルネス瞑想の練習をいくつかするようにと彼に勧めたのです。ジェフリーは黙ってしたがい、その内の一つが自分に役立つことに驚きました。ボディ・スキャンが、彼の回復プログラムの価値ある補助的治療となり、少なくとも週に2、3回は練習することを目標にしたのです。基本的に、ジェフリーは、身体感覚に注意を向けながら、足から頭や背中までの身体の表面を何度もスキャンしました。彼は勇気づけられるのを感じました。なぜなら、自分の身体に焦点をあてている間、彼の心は罪悪感と心配を伴いながらも、静かだったからです。このマインドフルネス瞑想の練習は、ジェフリーにとって30分間のオアシスとなったのです。

第11章

補助としてのソマティック療法
（ソマティックス）*訳注19

・・・

　トラウマを受傷した個人の回復を手伝う潜在力があるような補助的な活動や治療になりうるものはたくさんあります。本章では、最も頻繁に使用されるものについて記述し、検討します。私のリストにあなたのお気に入りのものがないとしても、気にしないでください。リストに挙がっていない活動や治療に対して、決して否定的な見方をしているわけではありません。単に、すべてのものについて論じるだけの時間と紙面がないだけです。他のどのような治療を選択するにせよ、何が役立つかの選択は、非常に個人的なことです。トラウマ・サバイバーが、さまざまな可能性を体験し、評価することを奨励されるほど、ますます適切で代替的なリソースが、発見されることでしょう。

　本章では、次のような補助的治療について検討します。

- ヨーガ
- フェルデンクライス／ピラティス／アレクサンダーテクニック
- クラニオセイクラル／ロルフィング
- リラクセーション・トレーニング
- 筋力トレーニング

✥ ヨーガ

　ヨーガは、数千年前のインドを起源とする伝統的な心身修養です。ヨーガの訓練には無数の種類があり、完全に瞑想的なものから、純粋に身体的な練習まで幅広くあります。ハタ・ヨーガは、おそらく西洋では最もよく知られていて、人気のあるものです。臥したり、座ったり、立ったりする多くの姿勢、時にはかなりアクロバティックな姿勢とポーズに特徴があります。ヨーガの訓練は、さまざまな筋肉を伸ばしたり、他の筋肉を鍛えたりしながら、ある種の呼吸の意識や呼吸のコントロールと組み合わせることによって、通常は成立しています。熱心に実践する人のほとんどが望んでいるのは、リラクセーション効果でしょう。

　ヨーガは、PTSDの補助的治療として認められつつあり、ヨーガの有効性を支持する最近の研究があります(15)。ここで一言、前章で始まったリラックス状態と平静状態の違いの議論を継続することが許されるでしょう。リラクセーション法は、人口の約4%において不安感を引き起こすことが知られるようになってきましたが、ヨーガはその一つです。よって、すべての（心理学的、身体的（ソマティック）、表現的な）介入において、慎重な査定をしながら試みるのであれば、その人にとってあまり助けにならないかむしろ傷つけてしまうかもしれないヨーガの要素から、ヨーガが役に立つ要素を選び出すことができるでしょう。

　何年か前の個人セッションで、定期的に（彼の言葉では）「自分の身体を訪れる」ための方法としてヨーガを楽しんでいる、少し重い解離症状のある若者を私は診ていました。彼はヨーガの教えが好きだったのですが、練習を開始して以来、感情的にさらに不安定になっていることにも気づきはじめたのです。彼は数か所の関節の不調を訴えていましたが、慣れ親しんでいたヨーガのストレッチの姿勢にその原因があることが明らかにもなりました。彼はヨーガの練習をあきらめなければならなくなることをひどく恐れ、そして解離症状をどのように扱えばよいのかと絶望しました。私たち

はこのジレンマを解消することに一緒に取り組みました。ついには、ヨーガをすることをあきらめる必要がなかったばかりか、実際には練習時間を延ばすことができたのです。その解決は、それぞれ個別の姿勢が、身体、心、そして感情に与える衝撃を注意深く観察するために、マインドフルネス（第10章参照）を使うことから実現しました。私たちは数回のセラピーセッションで、これを中心的な課題としました。一緒にやったことに基づいて、自分自身でヨーガに対する反応を観察することも学んだのです。最終的にはとても協力的なヨーガ教師からのアドバイスも加わって、クライエントは自分専用のヨーガの練習プログラムを組み立てることができました。ポーズを三つに分類し、対応したのです。すなわち、(1)以前に教わったポーズのいくつかを使い続けた、(2) 2、3のポーズを一緒にするのをやめた、(3)その他のポーズに対しては、費やす時間を制限するなどで、ストレッチの量を減らすことによる微調整をおこなった。レパートリーのすべてのポーズをチェックし、彼のヨーガ・プログラム全体の衝撃がよい意味でニュートラルになるまで、彼のマインドフルな修正は続きました[46]。

◆フェルデンクライス[*訳注20]／ピラティス[*訳注21]／アレクサンダーテクニーク[*訳注22]

上記の三つの身体教育プログラムはすべて、もし正しく練習されているとすれば、身体的な気づきに大いに頼るものです。これらは（次項で論じられる療法と比べると）、生徒が自ら施術をおこなうというよりは、やり方を教えられるものでもあります。そのように、これらのプログラムのそれぞれは、助けとなると感じる人々にとっては、トラウマ治療に対する価値ある補助的な存在となりうるのです。フェルデンクライスは、動作を改善するために開発されたものです。ピラティスは、体幹の筋肉〔コアマッスル、深層筋〕を増強するところに特徴があります。アレクサンダーテクニークは、当初はパフォーミングアートの世界の人たちを助けるために開発されまし

たが、姿勢や平衡感覚の改善に特徴があります。

✤クラニオセイクラル[*訳注23]／ロルフィング[*訳注24]／理学療法

　これら三つはすべて身体療法です。つまり、患者の身体に治療をおこなう訓練を受けたプラクティショナーが通常は関わります。トラウマ・サバイバーを支援する人は誰であれ、注意深く選ばれなければなりませんが、受動的な治療を受けるとき、プラクティショナーの技能や知識、そしてプラクティショナーへの敬意は最も大切なものです。幸運なことに、よく訓練を受け、有能なプラクティショナーは多く存在します。しかしそれにもかかわらず、注意が必要なのです。残念なことに、サイコセラピストのような機能を果たすことができると信じている非心理療法系の身体的ワークに属する人たちも存在しているのです。この種の治療の間に心理的なものが引き起こされることは珍しくはないので、このことも理解できないではありません。しかしながら、トラウマを含む心理的なものを探究するには、この種の問題を治療するための訓練を受けた人間としての専門的なスキルを持っている必要があります。身体的な治療法は、補助的なものとしてはかなり役立つものではありますが、必要な心理的なケアの代替にはならないのです。

✤リラクセーション・トレーニング

　多くの種類のリラクセーション・トレーニングが存在します。PTSDの人たちに対しては、結果はさまざまであるかもしれません。確かにそれが効果のある人たちも多くいます。しかしながら、先にも述べたように、4％の人たちにとっては、不安症の原因の一つにもなります。前章で検討したように、リラクセーションと平静状態は必ずしも同じものではありません。もしストレスを受けている筋肉をリラックスさせることが目的であるなら、リラクセーション・トレーニングはよい選択となるでしょう。しか

し、平静状態に落ち着かせることが目的であれば、よい考えである場合もそうでない場合もありうるのです。マインドフルな意識を持てるかどうかで、各個人に対する結果を知ることができることでしょう。リラクセーション・トレーニングの代わりとなるものについては、次項を見てください。

✜ 筋力トレーニング

　一般的に、筋肉トレーニングは、誰にとっても(特に、年をとるにしたがって)大切なものであると認識されています。筋肉の強化と筋肉の緊張を増すことで、多くの健康と心理的な恩恵がもたらされます。筋肉がより強化されることで、私たちの身体や環境に対するコントロールがよりうまくいっていると感じさせてくれるのです。筋力強化トレーニングは、エンドルフィンを放出し、ストレスを吹き飛ばしもするのです。さらに、チャレンジングな職業、たとえば警官、消防士、軍人などの非常に過酷で、潜在的にトラウマを受傷する可能性すらある職業では、ストレスを解放し、肉体的かつ感情的に適切な状態を維持するために、筋力トレーニングを役立てています。

　PTSDの人の中には、筋肉の強さを増すことで正常な精神状態への扉を開くことができる人もいることでしょう。私は、リラクセーションのエクササイズのせいでPTSDの症状を悪化させたことに気づき、苦しんでいる多くのセラピストやクライエントに会ってきました。セラピストは、他に提供できるものは無かったのだろうかという悩みを感じることがよくあります。リラクセーションからよい効果を引き出すことに失敗したのは、クライエントが抵抗したからである、と判断をする専門家もいると耳にしたことがあります。同様に、助けとなるはずの活動が助けとならないことで、クライエントがリラクセーションで改善できるのだという望みを失うことは、珍しいことではありません。そこで、これまでの話から、筋力トレー

ニングに注目することができます。リラクセーションに失敗したときに、筋肉の緊張を増進することで、安心感がもたらされるのです。過覚醒を封じ込める身体能力を拡張することによって、不眠症を助ける働きさえできるのです。

　しかし、PTSDの取り組みに成功するためには、筋肉を緊張させることは、2、3の注意点を守りながらなされるべきです。まず最初に、筋力強化は、低レベルの覚醒状態、無酸素状態のときにおこなわれなければなりません。それは、筋肉を収縮はさせるけれども、心拍数と呼吸数が増加して筋肉が緊張することを防ぐためです。その理由は、上昇した脈拍と呼吸が、時にはトラウマの誘発因子(トリガー)となる可能性があるからです。トラウマ性の出来事のときのストレス反応には、通常、双方の上昇が含まれるので、誘発因子(トリガー)になりえるのです。そのようなわけで、呼吸と心拍を維持することは、誘発因子(トリガー)やフラッシュバックの可能性を減らすことになります。

　強化したい1、2か所を選んで、小さくゆっくりと始めることがベストです。たとえば、腕立て伏せは、腕、背、胸の筋肉を強化するために選ばれるかもしれません。きつくない姿勢で始めましょう。人によっては、壁に対して腕立て伏せを始めることであっても意味があります。何を選ぼうとも、少しだけやってください。筋肉が疲れはじめたらやめてください。筋肉が燃えるような感覚がするまで繰り返すことは、平静になるという目的に逆らっています。もしあなたの目標がむきむきの筋肉なのであれば、そのまま続けてください。しかし、この場合の目的は不安感を和らげることです。その場合、極度に疲労するまでエクササイズを強いることは、不安感を和らげるどころか、実際には、不安感の原因を生み出すことになります。それから、一日一日、徐々に繰り返す回数を増やしてください。ただし、疲れが始まったら必ずやめてください。平均的な一日を通して、進捗状況とエクササイズの前後の不安感のレベルの記録をつけるのもよい考えです。そのように、筋力トレーニングが役立つかどうかを評価します。

筋肉の一つのまとまりを強化することで、平静状態が引き起こされるかもしれませんが、また別のまとまりであれば、不安感を引き起こすことになるかもしれません。これは、同じようにつくられている身体は一つとしてないからです。全身の筋肉の強いところと弱いところは、一人ひとり非常に異なるものです。そして、どの筋肉が平静状態を促進し、どの筋肉が不安感を促進するのかも異なるでしょう。繰り返しますが、それは個人的なことなのです。

✤ブレットとジェフリーに対する
補助的なソマティック療法（ソマティックス）

ヨーガは、ブレットにとって自然な補助療法でした。彼女の瞑想を愛する気持ちとぴったりと合ったのです。注意深く選んだポーズを維持する限り、彼女の大きな助けとなりました。

ジェフリーはこれらの選択肢のほとんどを使うことはありませんでした。しかし、筋力トレーニングには惹きつけられました。筋肉の緊張を増すことで、精神的に強くなったと感じられるようになり、さらに、自分自身をコントロールできるのだとより強く感じられるようになったのです。

第**12**章

治療法が有効かどうかの見極め方

・・・

　トラウマとPTSDの癒しに共に取り組む際に、おそらく臨床家とクライエントの双方にとって最も重要なことは、一連の治療がそのクライエントにとって本当に役立っているかどうかを、いかに見極めるかということでしょう。ところがそのことを考えはじめると、さらに論議を呼ぶような問いが持ち上がってきます。役に立つ癒し(ヒーリング)、または治癒(キュア)ということが、さまざまな背景、文化、規範のもとに生きるさまざまな人にとって、それぞれ何を意味するのか、ということにまつわる問いです。

　基本的に、「何が効くか」という問いに対する答えは、実際に苦しんでいる人、つまり、クライエントの側からもたらされるべきです。提供された援助が実際に助けになったかどうか、本当に知ることができるのはクライエントなのです。もちろん臨床観察をおこなう余地はあります。それでも、何が有効で何が有効でないかを私たちに教えることのできる究極的なエキスパートは、クライエント自身なのです。

✚ トラウマ療法の目標

　序文にも述べたように、トラウマ治療の目標として、苦しんでいる人々の生活の質（QOL）を向上させること以上に価値のあるものはありません。これはクライエントがより効果的に機能できるように、そして日常生活の中でよりよく適応できるように援助することで、日々の生活の質を改善し

ていくことです。あたりまえすぎて書く必要などないように感じられるかもしれません。ところが、概して、このことは実践されているトラウマ治療の通常の目標とはされていないのです。ほとんどのトラウマ療法のハンドブックを見てみると、慣例的な治療目標はトラウマ記憶の処理であることがわかります。ここに広く行き渡っている価値観は、トラウマの癒しというものは、トラウマとなった出来事を詳細に見直していくことから（もしくは見直すことを通してのみ）到達されるものだというものです。不幸なことに、少なからぬ割合のトラウマの被害者たちが過去を再体験することを通して改善をみることはなく、このことについての議論もあまりにも不足しています。もちろん大多数の人々には改善がみられるので、記憶の処理を治療の選択肢としておくことは、間違いなく理にかなったことです。とはいえ、治療的介入（どの療法や考え方を適用するか）と治療目標（より穏やかな気持ちになること、仕事のストレスにうまく対処していくこと）は同一視されるべきではありません。どういうわけか、この二つはトラウマ治療の専門家によって混同されがちなのですが。トラウマ治療についての決断は個々のケースに応じてなされるべきものです。なぜなら、よりよい生活の質に到達するための手段も、そしてよりよい生活とは何かという定義も、人によって異なっているからです。

◆判断するのは誰か？

　ある療法、モデル、または治療行程が有効かどうか、最終的に判断するのはクライエント自身だということは、いくら強調しても強調しすぎるということはありません。しかし、この見方は、一種類の治療的介入や療法しか提供できない機関やプラクティショナーが相手の場合、すんなりとは受け入れてもらえないでしょう。一つの療法に専門家として固執する理由は、ある場合には個人的にそのスタイルが好みであるからだったりします。エビデンスベースを信じているからという場合もあります。また、仕

事場や第三者支払人による制約のためということもあります。理由はどうあれ、クライエントがプラクティショナーを選ぶ際には、複数の治療モデルや治療団体のもとに訓練を受けており、いくつかの選択肢が提供できるような人を選ぶことを強くお勧めします。そうすれば、もし一つの介入法が実を結ばなかったとしても、いくらでも柔軟に他の方法を試せるからです。

　エビデンスに基づく実践（第7章、第8章参照）に重きを置いた結果、多くの状況、特にHMO〔Health maintenance organization：健康維持機構　アメリカの医療保険システムの一つ〕において、治療的な選択肢を（うかつにも）大幅に限定してしまうことになってしまっています。これは不幸なことです。なぜならどんな証拠があるにせよ、どんな「実証済みの」療法も、すべてのクライエントにうまく働き、効果が出せるわけではないからです。あたりまえのことすぎてそれ以外は考えられません。ところが残念なことに、ある特定の機関や環境の方針によって、臨床家は、自分に合わない、もしくははっきりと否定的に感じるような治療法を用いるようにと要求されることがあるのです。どの療法を用いるかも含めて、クライエントと臨床家との関係性の中で治療の方向性が決定できて、試したり選んだりできるように複数の選択肢がある方が、クライエントにとっても臨床家にとってもずっと望ましいことです。これまで何冊か著作を発表してきたために、私はトラウマ治療者を探すクライエントたちから、どうやってプラクティショナーや療法を選んだらいいかのアドバイスを求める電話やメールをよくいただきます。私の答えはだいたい以下のような内容です。「世の中のすべての証拠が、X療法が最高だと言ったとしても、あなたにとってそれが効果的で助けになるという保証はありません。だから、新しいセラピストを選ぶなら、少なくとも三種類の療法の訓練を受けている人にしましょう。そうすれば一つがあなたにとってうまくいかなかったり好ましいものでなかったりしたとしても、他を試すことができるからです」。常識的な結論として、

どんな療法もモデルも戦術も、たった一つのものが万人に効くということはありえないのです。

　トラウマ治療が成功しているか失敗しているかを評価するために、いくつか具体的な指標があります。もちろん以下に挙げているものがすべての可能性を網羅しているわけではありません。実際のところ、よいセラピーならば、セラピストとクライエントが一緒に目標を決めて、ありえそうな前進や後退を示す指標を特定していくべきです。それらの指標が現れたときにどのように認識されるのかも予想しておくとさらに役立ちます。まずは、セラピストがそのクライエントがセラピーに来るきっかけになった症状群を記録しておき、それらの症状が改善されているか、悪化しているか、変化していないか、経過の中で評価していくのがよいかもしれません。最初の段階で症状や目標について話しあっておけば、その個人用の基準が後々、評価のためにますます有効に使えるようになるでしょう。

✤ 症状のプロファイル

　セラピー開始の時点で、クライエントはどんな症状を呈していましたか？　常に、少なくとも以下の要素は把握しておきましょう。

1.日常的な機能
- クライエントは、規則的な生活を送っているか？
  - ——朝、起床する
  - ——仕事や学校に行く、または毎日の家事に取り組んでいる
  - ——友人や家族と接触がある
  - ——ある程度妥当な時間に就寝している
- 食事の摂り方はどの程度普通か、または乱れているか？
- 睡眠パターンに乱れはないか？

2. トラウマに特化した事柄
- トラウマについての侵入的な考えやイメージは、どの程度の頻度で湧くか？
- トラウマについての侵入的な考えやイメージは、どの程度の強さで湧くか？
- トラウマと関連した悪夢は、どの程度の頻度で見るか？
- 集中に困難があるか？

3. 情動のマネジメント
- 情動はいかにして調節されているか？
    - ――自分で落ち着くことができる
    - ――他者に助けを求める
    - ――アルコールやドラッグ
    - ――解離
    - ――その他
- 動揺してから気持ちが落ち着くまで、どれくらい時間がかかるか？（後述の「神経系はいかにして癒えるか」を参照のこと）

　以下の問いかけは、一連の療法を受ける前、そして受けている期間中に、クライエント自身が自分で状況をチェックするために、日常的に用いると役立つものです。

- 私はいつもより落ち着いているか、いつもより落ち着きをなくしているか？
- 私の集中力は、課題をこなすとき、会話するとき、本を読むとき、テレビを観るときに、それぞれ増しているか、弱まっているか？
- 私の感情の振れ幅は、小さくなっているか、大きくなっているか？

- フラッシュバックや他の侵入的な経験の割合や頻度は、減っているか、増えているか？
- 私の日常レベルの困難への対処能力は、上がっているか、落ちているか？

✦ 誘発因子(トリガー)

　誘発因子(トリガー)とは、トラウマ・サバイバーにトラウマ状態を引き起こすきっかけとなるようなものすべてを指す用語です。その反応には、不安のレベルが少し上がる程度から、フラッシュバック全開の状態まで、さまざまな幅があります。クライエントにトラウマを思い起こさせるようなものなら何でも誘発因子(トリガー)になりえるもので、それぞれのクライエント、それぞれのトラウマに特有のものです。心理学的に言えば、誘発因子(トリガー)とはトラウマによって条件づけされた刺激です。

　パブロフの犬の話を覚えているでしょうか。パブロフ博士がしたかったことは、犬がベルの音に反応して唾液を出すようにさせることでした。そこで最初に犬に肉を見せ、唾液が出るまで待ってからベルを鳴らしました。何度かこれを繰り返した後に、犬はもうパブロフ博士がベルを鳴らすだけで唾液を出すようになっていたのです。

　トラウマの誘発因子(トリガー)も、ある意味同じように作用します。何らかの音、匂い、色、物、姿勢——およそどんなものでも——トラウマの際に有ったもの、作動していたものが、条件づけされます。そのため、たとえばカフェでオレンジ・ソーダを飲んでいたときにテロ爆撃に巻きこまれた人は、後になってオレンジ色を見ると恐怖を感じるかもしれませんし、その飲み物の味、または舌で炭酸を感じたときに恐怖を感じるかもしれません。その場合、オレンジ・ソーダが爆撃の条件刺激であり、爆撃を思い起こさせるものになっており、記憶の誘発因子(トリガー)となっているのです。

　トラウマ治療の最も重要な目標であり、治療がうまくいっているかどう

かを測る一つの方法は、誘発因子(トリガー)がクライエントにもたらす影響力の軽減です。時には、誘発因子(トリガー)がその影響力をすべて失うこともあります。しかし、ほとんどの誘発因子(トリガー)の場合には、その影響力は時を経てだんだん鈍ってくるものです。一方、もし誘発因子(トリガー)が依然として強く長いトラウマ反応を発動させるとしたら、それは治療がまだうまくいっていないということになります。

✤役に立つ尺度：SUDS

1969年に、有名な行動療法家のジョセフ・ウォルピが、主観的不安尺度（Subjective Anxiety Scale）を発表しました。彼は自分の患者たちに、自身が感じている不安のレベルを0（不安無し）から100（体験しうる最大の不安）までの尺度内で評価するように依頼したのです。結果として報告された数字は、SUD（subjective unit of disturbance 主観的不安単位）として知られるようになりました。ここ数十年の間、トラウマ・セラピストたちはこのSUDS（SUD scale 主観的不安尺度）を、自分たちのクライエントのつらさの状態をただちに見極めるために採用しました。多くのセラピストたちが今もなお、一回一回のセッションと治療全体の流れを通して、それぞれ、進み具合と成果を評価するために、この尺度を用いています。

現在では、SUDSは10点満点の尺度が基本で、とてもシンプルに使えるものになっています。クライエントは自分のつらさのレベルを、0または1から10までの数字を選ぶことで評価すればよいのです。最も低い数字はまったくつらくないことを意味しており、最も高い数字はクライエント自身が想像しうる最もつらい状態を表します。SUDSは進み具合を表すためにも使えます。たとえば、0はまったく進行が見られないことを意味し、10は考えうる限り最悪の進行の具合であることを表します。こうしてこの尺度はセラピストとクライエントが望む、およそどんな種類の評価や進捗評価についても応用することができるのです。

ただしこの尺度は、その名前が示すとおり、あくまでも主観的なものであるということを覚えておく必要があります。それゆえ、貴重な指標(インディケーター)ではありますが、絶対的な位置標識(マーカー)として用いるべきではありません。一回一回のセッション、そして治療全体を評価するためには、全体像が見えるように観測可能な基準も用いる必要があるのです。

✚ 客観的な評価基準

行動を観察することが、クライエントが前進しているか後退しているかを客観的に評価するための主な方法です。観察は、セラピスト、家族や友人、そして特にクライエント自身がおこなうことができます。注目すべき点には以下のようなことが含まれます。

クライエントの機能の仕方は、セラピーが始まった頃と比べて、どう変わっているか？　自分の人生、家族、そして文化における役割をよりよく果たせるようになっているか？　たとえば、一家の働き手の場合なら、それは、仕事に出かけて生活費を稼ぐということを意味します。もしクライエントが専業主婦で母親なら、家事や買い物、食事の準備、そして子どもの世話が基準として含まれてくるでしょう。子どもやティーンエイジャーの場合、基準はまた違ってきます。朝起きられているかどうかや、学校でうまくやれているか、家の中で任されている作業がやり遂げられているか、友達とのふつうの活動が楽しめているか、のような要素はみな、よく注目すべき大切な要素です。

✚ 主観的な評価基準

セラピーがうまくいっているかどうか評価するためには、行動を観察し、症状の経過を観察することが重要ではありますが、クライエント自身の感覚を含めることを忘れないようにしましょう。

- ◆気分はどうか？
- ◆自分の調子はどうだと思うか？
- ◆自分の進み具合に満足しているか？
- ◆治療の中で、足りていないと感じているものはないか？

これらはみな、折にふれて尋ねるとよい質問です。前にも述べたように、トラウマ治療がうまくいっているかいっていないかを最終的に判断すべきなのは、クライエント自身にほかなりません。セラピストが問いかけるということがとても大切です。そしてセラピストが求めようが求めまいが、クライエントが定期的にセラピストに評価を伝えるということもまた、同じくらい大切なのです。

❖神経系はいかにして癒えるか

もう一つ、何をどう評価するのであれ、必ず含まれるべき要素があります。神経系に与えられた深刻なショックは、一朝一夕に完全に癒えるものではありません。それは徐々に進むことが多いのです。たとえ自力で立ち直れるような場合であったとしても、時間はかかるでしょう。たとえば、2001年9月11日、ニューヨークで起こった攻撃直後の自分の反応を思い出してみてください。翌日にはもうすっかり平静になっていましたか？　私の初期反応は、落ち着くまで何日もかかりました。トラウマから回復するには健全な忍耐力が必要です。多くの場合、トラウマ性ストレスの誘発因子(トリガー)は引かれ続けます。PTSDの場合、そのような状況がかなり長引く可能性があります。とはいえ、神経系が落ち着いていくにしたがって、明らかに違いが出てくるでしょう。以下に挙げるのは、何に着目し、どう変化を測るのかを判断するためのヒントです。

セラピーの初めに、トラウマ・サバイバーの当人と援助職の両者が、クライエントが「誘発因子(トリガー)によって刺激を受けてしまった後、実際に平常の

第12章 治療法が有効かどうかの見極め方

状態に戻るまでには一体どれくらい時間がかかるのか?」ということについて、認識を持っておくとよいでしょう。PTSDを抱えたある人の場合は、最初は長い時間、何日も、もしくは何週間もかかるかもしれません。他の人にとっては、たった数時間のことかもしれません。これは状況によって異なります。大切なのはベースラインをはっきりさせることです。このクライエントにとって、初期状況はどんなものだろうかと。

　その後は、セラピーの焦点が第I段階、第II段階、第III段階(第7章参照)のいずれの段階にあたっていようと、誘発因子(トリガー)を発動してから落ち着くまで、どれくらいの時間がかかるかを測り続けます。誘発因子(トリガー)によって違いがある、もしくは全体的にパターンがあるようならそのことに留意します。ここで注意を注ぐべき主な点とは、このタイムスパンは実際、変化していくということです。もし増えたとすれば、それはセラピーの中で何かが見落とされており、何かがうまくいっていないということを意味します。逆にクライエントの状態が改善されていけば、誘発因子(トリガー)によって過覚醒が起きてから平常の落ち着いた状態に戻るまでの時間は、どんどん短くなっていきます。

　このことに気づくことは、臨床家とクライエントの双方にとって大切です。なぜなら、どちらかが、あるいは両者ともに、誘発因子(トリガー)によって心が乱され続けることに対して、いらだちを感じるようになりうるからです。何か月もの間、根気強く取り組んで、その結果、まだ誘発因子(トリガー)の力が強く残り続けていたら、手詰まりはおろか、退行すらしてしまっているかのように感じてしまうかもしれません。誘発因子(トリガー)の誘発から回復までの時間が、実際に(時には大きく)縮まっているということが認識されて初めて、誘発因子(トリガー)の現象そのものを、前進を示す出来事として受け止めることができるのです。癒しを示す最も重要なサインは、この間隔が縮まることなのです。

　トラウマについての総合的な理解にある情報が加わることで、癒しの作

業により賢く取り組んでいけるようになります。すなわち、感情や覚醒状態は、時が経つほどに制御しやすくなる、ということです。二度と心が乱されなくなることを期待するのは、合理的ではありません。人生とはそういうものではないのです。誰もが時に心を乱され、時に苦悩します。感情的な健全さ、そしてトラウマからの回復度は、これらのストレスにいかに対処し、いかに素早く元の状態に戻って来られるかで測るのです。

　私のクライエントのほとんどすべてが、トラウマ治療のどこかの時点で、人生の苦悩に直面して、まるで逆戻りしてしまったかのように感じた、と訴えたものです。そんな反応に対して、「前とまったく同じ。何も変わってない！」と言って腹を立てる傾向があります。私が、同じように動揺したときに、以前なら立ち直るまでにどれだけ時間がかかって、今はどれだけかかっているかを比べてみて、と促すと、クライエントは多くの場合、自分が実際に回復していて、それもしばしば著しく回復していることに気づいて驚きます。「あら、前だったら何日もかかるところだった。今回はたった2時間しか動揺が続かなかった」。トラウマの再想起から100％解放されることが目標ではありません。それらはクライエントの歴史の中で、統合された全体の一部であり続けるかもしれないのです。そうではなくて、そのような再想起させるものと出会ったとしても、平常心を維持できる、もしくは素早くその状態へ戻って来られる、ということが目標なのです。

✣再びブレットとジェフリーの場合

　ブレットが設定した目標は、フラッシュバックや落ち着かない身体症状なしに、婚約者と再びセックスを楽しめるようになる、ということでした。性的なことはすべて誘発因子(トリガー)になっていたのです。彼女の回復はとてもゆっくりで段階的でした。幸運なことに、彼女の婚約者は彼女を心から愛していて、あり余るほどの忍耐力を発揮することができました。セラピス

トの助けを得て、ブレットと婚約者は一歩一歩、お互いに身体的に親しんでいきました。ブレットはセラピーでは心理的な問題と取り組み、家では、どの程度ふれあうかについての主導権を握りました。たとえば、一定の時期、二人の身体的な接触はただ手をつなぐだけにとどまりました。そして、記憶や症状が引き起こされなくなった時点でキスも加える、といったように進んでいったのです。一歩一歩が彼女の最終目標に向かって進むもので、目標がはっきりしていたので、評価も比較的簡単でした。

　一方、ジェフリーの場合は、何をゴールとするかがそれほどはっきりしていませんでした。彼はただ「僕の人生を取り戻したいんだ！」と言うだけだったのです。彼にとって、それが具体的に何を意味するのかを特定するのは難しいことでした。その理由の一つは、彼がトラウマを負ったときに、人生のどのステージにいたかということと関係しています。彼は高校を出てすぐ軍隊に入りました。軍隊以外の場所で、本当の意味で大人としての生活の基盤をつくれていたわけではなかったのです。彼は自分が何を欲しているのかがわかりませんでした。とはいえ、第2章で述べたように、彼にははっきりとした症状がありました。彼は何年にもわたって退役軍人病院への入退院を繰り返し、症状も長引き、そのうちある症状は悪化しさえしました。不幸なことに、退役軍人のための制度で受けられる治療は、彼には合わなかったようです。リソースが限られていたので、軍隊の管轄外にある別の選択肢を示してくれる人もなく、またそういうものが彼にとって役立つかどうか、前もって知る手立てがあるわけでもありませんでした。第8章で述べたように、彼は最終的に自分に合った精神科医と出会うことができました。βブロッカーが効いて、彼が画期的に回復する助けになったようです。神経系の覚醒が抑えられたとき、彼はよりはっきりと思考することができるようになり、担当のソーシャルワーカーが提示するさらに進んだ治療介入も、より上手に利用できるようになったのです。

第13章
PTSDによく見られる問題点

・・・

　当然のことですが、人はみな一人ひとりユニークな存在で、トラウマを経験した人の場合もそれは同じです。それゆえ、どのような人の場合も、その人の必要性に応じて問題点と治療法を計画して組み立てていく必要があるのです。それと同時に、トラウマの影響下で苦しむ人々に共通する点がいくつかあることも事実です。本章に登場する問題点は通常PTSDに伴うものですが、個々のケースによってその現れ方や注意の仕方が異なるのだということを忘れない限り、これらについて検討することは、役に立つことでしょう。

✤コントロール(主導権)

　トラウマとは、人が状況をコントロールすることができずに、脅威から身を守ることができなかった場合にのみ生じるものです。これは、そのトラウマの原因が自然災害であろうと、事故であろうと、他者による侵入や傷害であろうと、必ずあてはまることです。もしその出来事を回避または逆転させることができたなら、トラウマは残りません。したがって、トラウマやPTSDに苦しむ人なら誰でも、コントロールを失うということがどういうことなのか、痛いほどよくわかっているものなのです。さらに、しつこいトラウマ性ストレスは、特有の容赦ない身体的・心理的症状の形をとって、コントロール喪失体験を増幅させます。おそらくPTSDの最も厄

介な点は、それらの症状そのものであると言えるでしょう。こうしてコントロールの喪失感は、トラウマ・サバイバーの日常にまで入りこみ、その人たちの自己概念に影を落として、生活の質（QOL）を劣化させます。したがって、コントロールの感覚を取り戻すことは、どんなトラウマ治療やトラウマからの回復プログラムの場合にも、必ず中心的な目標として設定されるべきなのです。コントロールは大小さまざまな方法で回復される必要があります。たとえば、夜も電気をつけたままにしておく、ドアや窓に錠を追加する、覚醒レベルを調整するために二重意識やマインドフルネスを学ぶ、などの方法があります。トラウマ・サバイバーのより強いコントロールへの必要性に柔軟につきあうためには、友人や家族たちと同様、トラウマ・セラピストの側にも非常な忍耐力が要求されるかもしれません。たとえば、配偶者が性的暴力を受けた場合、少なくとも一定期間は性的な局面をコントロールする必要があるでしょう（ブレットの場合のように）。これはパートナーにとって、難しいことかもしれません。トラウマを負った子どもを助けようとする親の場合、子どもが自分でコントロールしている感覚を得られるように、より柔軟な姿勢で、子どもにより多くの選択権を与えていく必要があるでしょう（たとえば、食べ物の好き嫌いや、夜に電気をつけたままにしておかないといけないこと、どうしても身につけたくない色があること、など）。これらの特別な必要性に応えるためには、多くの場合、非常に強い忍耐力が要求されます。愛する相手のトラウマについて知り、その相手がより強いコントロールを必要としているという事実に対処していくためには、家族や、時には友人にも、セラピーの助けが必要になるということがありえるのです。

記憶そのものと向きあっていてもいなくても、ストレス症状をよりよくコントロールできるように取り組んでいくことは、トラウマの癒しに大いに役に立つものです。そして実際、症状のコントロール（第I段階）は、記憶と向きあう（第II段階）ための必要条件でもあります。トラウマ症状にうま

く対処できるようになっていれば必ず、いざ記憶と取り組んだときに、よりうまく処理できる確率が上がります。どんな場合でも、第Ⅱ段階の取り組みは、安定して自己コントロールができている状況下で始めることが勧められます。全般的にコントロールの問題と向きあっていくと、安定性や内なる平和、そして生活の質の向上の面で、よりよい結果が得られるものなのです。

✤サポート（支援）

　PTSDの防止・治療どちらにとっても、コンタクト（つながり）とサポートは主要な要素であるということが証明されてきました。治療的な関係性は（専門的な援助者との関係性であればどのようなものであっても）、トラウマ後のコンタクトやサポートの一環と見なしてよいのです。ただし、セラピストだけがトラウマ・サバイバーの唯一の援助者である、というのは望ましいことではありません。トラウマ治療の分野に広く見られる重大な誤りはいくつかありますが、「クライエントのネットワークを無視する」ということはその誤りの一つであり、しばしば見られるものです。治療に費やされる時間のうち、かなりの部分をクライエントが友人や家族とよりよく関われるようにするために割くのは非常に大切なことで、それはクライエントが体験したトラウマの文脈の上でも同様です。時に、セラピーの焦点が過去に集中しすぎて現在が見過ごされる、または見失われる、ということが起こります。これはクライエントにとって大きな損失となりえます。トラウマの影響下にあるうちは、サバイバーは孤独感、孤立感を強く持つものです。クライエントは、自分が体験したことを誰も理解することなどできないのだと感じてしまうかもしれません。ここが、トラウマ治療が現実的に大きく助けになれる点です。すなわち、サポートをどのように求め、受け入れ、利用したらよいのか、他の人といつどのように話をしたらよいのか、などについて、サバイバーを導くことができるのです。たくさんのサポー

トとコンタクトを確保するだけで、PTSDを予防、または癒すのに十分な場合もあります。それ以外の場合でも、それらがあれば豊かで養育的な環境をつくり出すことができ、回復がより容易になるのです。

❖ 恥と罪悪感

　恥と罪悪感の感覚は、トラウマに苦しむ人々にほぼ普遍的に見られるものです。そのどちらか、もしくは両方が、他の関連する問題とともに、前面に出ていたり背景に横たわっていたりします。私は前著 "8 Keys to Safe Trauma Recovery"(48) の中で、2009年1月にUSエアウェイズ機を無事にハドソン川に不時着水させたチェズレイ・サレンバーガーというパイロットについて述べました。バードストライク（鳥による衝突）によって、この機のエンジンは両方とも停止してしまったのです。ほとんど不可能に思えた着水を成功させ、乗客乗員含めて重傷者は三人にとどまり、すべての人の命が助かったにもかかわらず、サレンバーガーは事後、罪悪感に苛まれました。彼はTVの報道番組『60ミニッツ』内でケイティ・クーリックに、「このこと全体を通して、私にとって最もつらかったことは、何かもっと適切で、もっと完璧な行動をとらなかったということについて、自分を許すことでした」と語ったのです。彼の話を聞いて、私は次のように思い、現在も思い続けています。もし真の救助者として行動した彼でさえ、起きたことについて罪悪感を抱くなら、およそどんなトラウマ性の出来事の場合も、それにさらされたほとんどすべての人に、恥と罪悪感がつきまとうに違いない、と。

　そういうわけで、セラピストもクライエントも、恥と罪悪感に目を光らせている必要があるのです。それらの感覚は、第Ⅰ段階と第Ⅱ段階のどちらの取り組みにおいても、注意を向けるに値します。ただし（他のすべてのこと同様）、タイミングもまた考えに入れる必要があります。そのような感情はしばしば、最も向きあうのが難しいものです。多くの場合、それらと

取り組むのであれば、回復の最初の段階よりも、後の方の段階で取り組む方が賢いやり方でしょう。とはいえ、それらがトラウマ体験を最終的に統合するために、必要な要素であることは間違いありません。

　心理学では、「〜すべきだった／すべきではなかった」という罪悪感は何らかの行動、何か間違いを犯してしまったことと関連しているというのが、広く受け入れられている認識です。恥は、それと関連してはいるもののどこか異なっており、ある意味、より深いと言えます。それは普通、何かが間違っているというより統合的な感情と結びついているのです。「私の何かがいけないんだ」と。

　ほとんどの心理療法は、恥と罪悪感を同定し、それらと向きあうための特化された構造を有していません。しかし、EMDR(第8章参照)では、トラウマ記憶を処理するための手順の中で、これらの感情も間接的に扱います。EMDRの手順の中で重要な要素は、「そのトラウマ(またはその一要素)について考えると、今、自分について、どのように感じますか？」という問いかけをすることです。この質問によって、EMDRで否定的認知と呼ばれるものに焦点があたります。通常、否定的な考えは恥か罪悪感と結びついています。「私はバカだ」「私のどこがいけないんだろう？」のように。これが、EMDRの成功に大きく貢献する主要な要素の一つであると私は信じています。かつて起こったことと関連して、今、自分自身をどのように感じているかは、ある問題や記憶を未解決なままに保持して停滞している思考や感情(概して、恥や罪悪感)をあぶり出すのです。

　とはいえ、そのような気持ちや問題点とのつながりを生み出すために、必ずしもEMDRを用いる必要はありません。多くの場合、恥や罪悪感の感覚は明らかだからです。しかし、もしそうでなくても、セラピストはもちろん、それらについて問うことができます。ただしこのような難易度の高い感情と取り組む場合は、一人ひとりの状況に応じて、時機を図る必要があります。クライエントに強制するべきことではありません。また、決

してクライエントに「あなたは何も恥ずべきことはないのです」と言ってはいけません。恥を感じている人々は、純粋によかれと思って発せられたそんなメッセージに対しても否定的な反応をしてしまう、という役に立つ警告を心に留めておくとよいでしょう。それだけでなく、恥と罪悪感の感覚が強まることすらありえます。なぜなら、「セラピストがそんなことは感じなくていいと言っているのにこんな風に感じるなんて、私は何がおかしいんだろう？」という思いまで加わるからです。

　前項の「サポート」にまつわるセクションの中で、私はPTSDを抱える人々がいかに孤立して孤独を感じる傾向が強いかということを述べました。恥と罪悪感も、それら自体が孤立へ向かう感情であるがゆえに、この傾向を大きく助長しているのかもしれません。自分が罪悪感を感じたり恥じ入ったりしたときのことを思い出してみてください。他の人と一緒にいたいと思いましたか？　それとも一人でいたいと思いましたか？　そんな気持ちでいるとき、引きこもるというのは普遍的な反応です。恥と罪悪感のこの特徴はまた、何があればそれらを癒せるのか、指針を与えてくれます。すなわち、コンタクト（つながり）です。恥も罪悪感も、孤立した状況下よりも、受容と理解のある状況下の方がより対処しやすいものです。孤独なときには、それらはどんどん手に負えないものになりがちです。サポートがあれば、罪悪感と恥とを客観的に見つめることや、場合によっては消してしまうことさえ援助できるのです。

◆虚偽記憶の危険性

　本当は、本書で虚偽記憶について議論する必要がなければよかったのにと心から思います。トラウマ性ストレスの研究の進歩の中で、それがもはや問題でなくなっていたらどんなによかったことでしょう。もちろん、虚偽記憶がつくられてしまわないよう、私たちは専門家としてさまざまな潜在的リスクを認識し、防止するよう努力し、大きな成果が上がってきてい

ることも事実です。とはいえ、本書を記している時点でいまだにそれが問題であり続けている以上、ここからの議論は欠かすことができません。

　読者の中には、虚偽記憶に関する論争にまだ馴染みのない人もいるでしょうから、少し歴史を振り返りましょう。偽記憶症候群財団(FMSF: False Memory Syndrome Foundation)は1990年代初期に設立され、子ども時代の性虐待もしくは近親姦の記憶が甦ったと信じる大人たちから訴えられた多くの人々（主に親）を擁護してきました。このことを巡って、トラウマの分野で大騒動が持ち上がり、それはまだ完全に帰結を見たわけではありません。議論のどちらの側にも極論者がいて、ある人は「虐待の記憶が現れたならば、それは必ず真実である」と主張し(いわゆる回復記憶運動：recovered memory movement)、別の人は「持続的な記憶だけが有効であり、虐待というものは忘れられるものではない」と信じています(虚偽記憶支持勢力：false memory adherents)。おそらく、トラウマ性ストレスの分野に携わる多くの専門家たちが、私と同じく、両者の間のどこかに自分の立ち位置を見いだしているのでしょう。一方で、私は虐待の記憶というものが完全に抑圧されたのち、時間が経ってから甦ることがあり、その正確さはさまざまだということを見てきました。そしてもう一方では、虐待の虚偽記憶というものは、形成されないように注意が払われなければ、現実的な危険が生じるということも明らかなのです。

　虚偽記憶の危険性のゆえに、私たちは専門家として、虐待が起こったかどうか疑わしい記憶には取り組むべきでないことを(多くの場合、苦労の末に)学んできました。私自身が携わったケースがよい例です。30代の男性アルバートは、私の過去の著作を読んで、自ら直接連絡を取りつけてやって来ました。彼は数年前に、自分は幼い頃に家族の一人から性虐待を受け、おそらくレイプもされたのではないかと疑いはじめたのです。彼は夜中にパニックを起こして目覚めるようになり、恋人との性的なふれあいに関してどんどん後ろ向きになっていきました。私以前に定期的に通っていたセ

ラピストは、彼の疑うような出来事は実際にあったのだろうと判断し、まるで確定した事実であるかのように対処するようになりました。数週間するうちに、アルバートは自分の落ち込みがひどくなり、関係性のセクシュアルな側面に対処することもどんどん難しくなってきていることに気づきました。恋人と別れてしまうに至り、何かがひどく間違っているのではないかという思いを抱き、そのセラピーに終止符を打ったのです。

アルバートは私との最初の面談に現れたとき、極度に不安を抱えた状態でした。恋人との関係性が解消されてしまっただけでなく、仕事にも日増しに困難を感じるようになっていたのです。いつものように私は、病気・トラウマ両面の病歴を含む、全体的な生育歴の聞きとりをおこないました。彼は自分が5歳頃に重い細菌感染症のため、入院していたことを知っていました。彼は詳しいことはまったく知りませんでしたが、母親からもっと詳しい情報を積極的に聞き出しました。そしてわかったことは、入院中に彼が何度かせん妄状態に陥り、危険なほどの高熱を下げるため、氷やアルコールの風呂に入れられたということでした。彼の母親は、入浴させられる際に、彼が何度かヒステリックな状態になったことを語ってくれました。

その入院中の出来事が重大なトラウマとなっていて、彼に自分は虐待されたのではないかと感じさせるには十分だったのではないか、と私は疑いました。実際はその病院での扱いが、彼をさらに苦しめるためではなく、彼の命を助けるためのものだったのは明らかだったとしても、です。アルバートと私は、熱に浮かされた5歳児の彼の頭では、命を助けるためのサポート行為と虐待的な侵入との区別はつかなかったのではないか、という可能性について話しあいました。この出来事こそが彼の心を蝕んでいた感覚の核であり、彼にとって原因となりそうな出来事が他に思いあたらなかったため、家族の誰かから虐待かレイプを受けたのだという説明に転換されたのだというのは、可能性として十分ありうることでした。これは、

幼い頃に医療措置を受けた場合には特によくあることです。もちろん、他にもさまざまな原因が考えられることも確かです。病院での出来事が虐待された感覚の原因かもしれないと特定できたことで、アルバートは目に見えて落ち着きました。それは彼にとって腑に落ちることで、その点がすっきりしたことで、アルバートは、愛にあふれた辛抱強い恋人と、よりを戻せることになったのです。性的虐待があったのではないかという疑いは、しまいには完全に消え失せ、アルバートは生活面でも恋愛面でも、前に進むことができました。

✛進行中のトラウマ

クライエントがいまだトラウマ的な状況下にあるうちは、トラウマと取り組んではならない、ということは、いくら強調しても十分ではありません。これは、トラウマの記憶やそれに伴う感情と取り組むにあたって、最も重要な経験則です。多くの人が、進行中のトラウマ状況を、自分の日常生活の一部として甘んじて受け止めています。たとえば以下のような状況が考えられます。

- 家庭内暴力のある家庭に暮らしている（配偶者による暴力、親による虐待）。
- 戦時下の国、または暴力的な地域に住んでいる。
- 生命を脅かすような病と闘っている。
- 加害者の刑を確定させるための法的プロセスに関わっている。

上記の状況、またはそれに近い状況なら、進行中のトラウマであると言えます。つまり、その出来事、または一連の出来事に、まだ終わりが来ていないということです。いまだ、ほっと息をつくことはできないのです。「終わった、私は生き延びた」と言うことはできません。まだ終わっていないからです。もちろん、そのような状況下にある人々は苦しんでいます。

それなら、なぜセラピストはその人たちの苦しみの原因であるトラウマそのものと取り組んではいけないのでしょうか？
　サイコセラピストはみな、防衛機制は生き延びるための対処方略であることを知っています。私たちは、逆境の時期や状況下を生き抜く助けにするべく、それらを発達させるのです。防衛機制は、それ無しでは耐えがたかったであろうことにも対処できるよう、助けてくれるものです。防衛機制は数に限りがなく、効果的で、私たちが感情的・心理的に生き延びるために欠かせません。日常的に進行中のトラウマの中を生き抜いている人たちは、コーピング・スキルを発達させることに特に長けた人たちでもあります。その人たちは、コーピング・スキルを必要としています。防衛の助けがなければ、進行中のトラウマのもとで暮らしている人は、さらなる危険にさらされることになってしまうのです。
　そして、問題はそこなのです。進行中のトラウマのサバイバーたちは、その防衛を切実に必要としています。また、トラウマとそれに伴う影響を処理することに向きあっていくと、防衛を弱めることになります。防衛を弱めることなく、トラウマ性の素材に取り組むことはできません。それが解決に向かう、ただ一つの道なのです。これこそが、そもそもトラウマ治療がややトリッキーである所以であり、第Ⅱ段階に進む前に、第Ⅰ段階でまず安定を得ることがいかに大切であるかの根拠でもあります（第7章参照）。最低でも、トラウマの影響に向きあうことは、より大きな不安定さを生み出します。最悪の場合、それは衰弱のリスクを伴うか、その人をより大きな身体的危険にさらすことになります。大多数のサイコセラピストは医師を兼ねているわけではないでしょうが、そのほとんどが、私たちの第一の義務は「害することなかれ」であるとするヒポクラテスの誓いに賛成するはずです。このため、トラウマ・セラピストは、クライエントのトラウマに関連した記憶や感情というパンドラの箱を不用意に開けてしまうことで、その人のコーピング・スキルを奪うなどという危険を冒すことはで

きないのです。

　では、トラウマ状態にあるサバイバーと過去のトラウマに取り組むことができないとすると、何ができるのでしょうか？　できることはたくさんあります。以下がその例です。

- サバイバーが防衛や対処方略を強化することを援助する。
- サバイバーの健康なつながりやサポートを豊かにする。
- 緊急時のための作戦を練る。
- 現在起こっていることについて、サバイバーが感情を表現し、それを自分自身で封じ込めることを援助する。

　サバイバーの安全を高め、対処能力を上げることなら、どんなことでも役に立つことでしょう。

❖ ブレットとジェフリー

　ブレットとジェフリーは、二人ともコントロールの問題を抱えていました。先にも述べたように、ブレットはある程度の期間、性的な接触に関して主導権を握る必要がありました。一歩ずつ進むやり方が、彼女の場合には効を奏しました。ジェフリーの場合は、自分の症状を薬物やアルコール以外の手段でコントロールする、ということが課題でした。この点において、彼が参加していたDBTグループは、特に役に立つものでした。

　もちろん、二人ともそれ以外に、恥と罪悪感にも取り組んでいく必要がありました。ブレットは、婚約者との性的接触を制限しなければならないということに苦悩していました。彼女は、自分のトラウマのせいで彼を苦しめてしまっているのではないかと罪悪感を感じていたのです。彼女はまた、レイプの後に病院で受けた扱いを恥じてもいました。彼女の大きな救いとなったのは、実際に恥を感じるべきだったのは、彼女の混乱と苦悩を

真剣に受け止めなかった病院の職員の方だ、という気づきでした。ジェフリーは、生き残った者の罪悪感(サバイバーズギルト)のため、内面に深刻な葛藤を抱えていました。戦友たちが死んでしまったのに自分だけが生き延びたという事実は、彼にとって耐え難いものだったのです。ところが、彼は自分の退役軍人サポートグループの中で、他の多くの退役軍人たちも、戦闘中にみな戦友たちの死を経験し、同じような想いを抱いていたことを知りました。自分の罪悪感が標準的なものであると認識できたことは、彼にとって非常に大きな助けとなりました。

第14章
防止策について

...

　もちろん、ほとんどのトラウマ性の出来事は防ぐことができないものです。トラウマの定義自体が、通常、予想できず、不意を突いてくるような何かのことを指しています。とはいえ、予測と準備ができて、それによってトラウマやPTSDの可能性を回避することができる状況も少しは存在します。たとえば、

- 手術を含む、予定された医療的介入
- 予測可能な喪失。たとえば、愛する人が病の末期にあるとき、命の危険を伴う処置を受けるとき
- 軍人が戦地に赴くとき
- 銀行員
- その他、ハイリスクな職業に就いている、もしくはハイリスクな趣味を持っている人とその家族

✢ 予測と計画

　トラウマになりうる状況が予測されるとき、PTSDを最小限にとどめる、もしくは防ぐ最善の方法は、前もって計画を立てておくことです。特に深刻な医療上の問題や手術、その他の侵入的な措置が関わっているときに

第14章　防止策について

は、そのような手段が非常に有効です。1970年代中頃、ソーシャルワーカーとしての仕事に就いて最初に受け持ったクライエントは、目前に手術を控えていました。彼女はパニックに陥っていました。手術を恐れていたのではなく、麻酔を受けなければならないということに怯えきっていたのです。彼女は、子どもの頃に扁桃摘出手術を受けた際に麻酔をかけられたことがトラウマになっていました。混乱の中で目が覚めて、ショックを受け、とても寂しかったのです。彼女は、目前に迫った手術から目覚めたときに、またあのときの感覚を味わうのではないかと恐怖におののいていました。

　日が迫っていたので、私たちには子ども時代の手術のときの気持ちや記憶と取り組んでいく余裕はありませんでした。課題は、今回と似たようなシナリオに直面して、何をすべきか見いだすことでした。私はまだ駆け出しで、トラウマというものとどう取り組むべきか、経験がまったくなかったのです。当時、トラウマは事実上、認識されていないも同然でした（PTSDが最初にDSMに登場したのは1980年だったことを思い出してください）。それでも私の常識が威力を発揮し、そのクライエントが以前と違う結末を迎えられるようにサポートしよう、という強い想いが湧きました。私の励ましのもと、彼女は担当医師、そして病院の麻酔科と話しあいました。彼女の率直な姿勢は快く受け止められ、サポートチームは彼女の恐れを認識して、サポートを提供することができたのです。彼女はまた、当時はまだ一般的ではなかった、回復室で目覚める際に夫に付き添っていてもらうことを許可してもらえました。私たちは協力しあって彼女が何を必要としているかを正確に見いだし、彼女は自分が目覚める際に夫に言ってほしいこと、彼女が聞く必要があることを正確に伝えることができたのです。彼女にとって最も大切なことは、彼が誰であるか（「僕はジョーで、君の夫だよ」）、彼女がどこにいるか（「君は病院にいるよ」）、何が起こっているのか（「君は、手術を受けて、麻酔から覚めているところだよ」）、彼女の状態（「心配はいらないよ、君は大

丈夫」)、そして最後に、彼の気持ち(「愛してるよ、僕の大事な人、君のそばにいて助けて支えになるよ」)ということを、はっきり伝えてもらうことでした。このことについて話しあうコミュニケーションそのものが、このクライエントにとってはすでに、癒しへのステップとなっていたのです。子どもの頃、彼女は誰からも差し迫った扁桃摘出手術について教えてもらえず、そのため、誰ともそのことについて話をすることができなかったのです。当時、彼女の恐れへの準備や、なだめる手段は何もなかったのでした。

　実際にその場面がやってきたとき、準備しておいたことがすべて役に立って、彼女の手術と回復は何の滞りもなく終了しました。彼女がまだ恐れと混乱を抱えていたことは事実ですが、以前とはまったく異なる体験になったのです。彼女は何が起こっているのか把握しており、医師たちや夫がサポートしてくれていることも知っていました。不快ではあっても、耐えられる範囲だったのです。もちろん、痛みがあったのは言うまでもなく、恐れを感じる瞬間もありました。それでも準備がしてあったこと、そして周囲のサポートが取りつけられていたことによって、トラウマになることはなく、今回の出来事によってPTSDが残るということもなかったのです。彼女はまだ子ども時代の出来事と取り組む必要がありました。とはいえ、しばらくして私たちがその記憶に立ち返ったとき、よりよい、より最近の経験によってかなりのことが解決されていたので、先に起こった方の出来事に取り組み、片をつけることは、それほど難しいことではありませんでした。

✣ 予行練習（リハーサル）

　子どもの頃の避難訓練を覚えていますか？　どこの学校でもおこなわれるものです。子どもたちはそれを得てして勉強や日課から解放される時間だと捉えるものですが、本当の目的はそうではありません。実は、それはトラウマを予防するためにおこなわれるものなのです。整列すること、静

第14章　防止策について

かにすること、道を校庭の向こうのほうまで行進することを練習すればするほど、それが起こる可能性は少ないにしろ、実際に火事が起こったときに自動的に動けるようになるものです。避難訓練とは、安全のための手順を習慣化し、考えなくてもその通りに動けるようにすることで、パニックと、それによって生じうる怪我を防ぐ目的のためにおこなわれます。大脳辺縁系の扁桃体を訓練して、先生の指示や火災報知器のベルの音をきっかけにどう動いたらよいか、身体に指示を出せるようにしておくのです。こうして、より時間のかかる大脳皮質経由のルートで情報を処理しなくとも、安全な場所へたどり着くために、反応して身体を動かすことができるようになります。この種の予行練習は大いに時間を短縮させ、安全性を高めるものです。

　同じ発想が、他のタイプのストレスやトラウマが予測されるときにも応用可能です。消防士や兵士、警察官といった人々は、自分自身（と他者）の安全のために組み立てられた手順で動けるよう、何度も繰り返し練習します。ここでも狙いは、ストレスに満ちた状況下で自動的に反応できることを確実にしておく、ということです。加えて、予行練習や訓練をすることで緊急事態におけるストレスが軽減され、頭もよりクリアに働くようになるでしょう。

　これについてもう一つのよい例は、前にも述べた「ハドソン川の奇跡」として知られる2009年1月の出来事にも見られます。バードストライクによって機体の両エンジンが停止してしまった際、操縦していたパイロットのチェズレイ・サレンバーガーは、飛行機を安全に川へ着水させました。彼はそのような手順について、職業パイロットとしてもグライダーのパイロットとしても、何度も訓練のためのシミュレーションで練習したことがあったのです。緊急着陸の練習は、多くのパイロットがその技能に頼るような事態に遭わず済むものの、パイロットのためのトレーニングには普通に組み込まれているものです。したがって、サレンバーガーは必要なス

キルを身につけていました。実際にことが起きたとき、彼は頭でも身体でも、どうしたらよいかわかっていたのです。彼の反応は落ち着いていて、自動的でした。十分な予行練習をしていたため、どこへ向かうべきか冷静に決めることができたのです。彼は穏やかに、かつしっかりと、航空管制に「ハドソン川に着水することになる」と伝えました。そして数分後、実際にその通りになりました。犠牲者はなく、怪我人もごくわずかでした。予行練習がみなを救い、乗客も乗員も、その友達や家族もみな、サレンバーガーに感謝することとなったのです。その上、乗客の幾人か、そして一人の乗員がPTSDを発症したという報告はあるものの、このような出来事の結果として予測されるものよりも、発症率ははるかに低いものでもありました。サレンバーガーの訓練と乗員たちの受けた安全のための予行練習が、どちらもPTSDへと至るケースをも減少させたのだと言ってよいでしょう。

　あなたやあなたのクライエントにも、同じことができます。たとえば、家族と一緒に避難訓練に参加してみてください。もしあなたが地震や竜巻、ハリケーンの多発地帯に住んでいるなら、実際にそれに見舞われたときに、どのように対応するか練習してみてください。ただ考えてみるだけでなく、実際におこなうのです。どこへ行き、どんな姿勢をとるか、身体で体験しましょう。身体が勝手に動くようになるまで、手順を十分に練習するのです。もしあなたのクライエントがハイリスクな職業に就いているなら、ただレクチャーを受けるだけではなく実際に手順を練習したい、と要望を出すようにアドバイスしましょう。定期的にそのような訓練をしなおすことも、同じくらい大切です。

✤ 事前情報（プレブリーフィング）

　トラウマについて知り、それが人にどのような影響を及ぼすか、前もって知っていれば、トラウマ性の出来事の際に気をしっかり保つ助けとなり

ます。このことは、兵士や銀行の窓口係、警察官や消防士、または石油採掘場で働く人たちのように、トラウマが生じうる可能性の高い職に就いている人々にとって、大切なことになります。トラウマの心理学と生理学を勉強することで、何を予期したらよいか、何が正常なのか、そしてどんな側面で専門家の助けが必要となりそうなのかを知ることができるからです。たとえば、トラウマの犠牲者は、後遺症として過覚醒状態や睡眠障害、気持ちの動揺、解離などの症状を呈することが予想されます。また、それらの問題は(たいていの場合)短い期間の後に自然と軽減されていくものであるということを覚えておくのも大事なことです。そのような症状が出るのが正常であると知っていれば、個人的にも、集団としても、パニックに陥らずに済みます。また、トラウマ後に睡眠薬などの薬やアルコールを乱用するような事態もぐっと抑えられるでしょう。

　ハイリスクな状況下で生活している、もしくは仕事をしている人は、トラウマ的な事態が起こったときのために、計画帳を作成しておくととても役に立ちます。計画帳には、何をすればよいか、誰に連絡すればよいか、そして身体的・心理的にどのようなことが予想されるか、ということをあらかじめ記しておきます。記憶がうまく働かなくなる可能性があるので、助けてくれそうな友人や家族の名前を、電話番号とともにリストアップしておくことも非常に役に立つでしょう。トラウマを受けたばかりの人にとって、経験しうる障害のリストが書かれていれば、それも心強いこととなりえます。たとえば、食欲や睡眠に障害が現れているかもしれないなどのことです。また、気持ちが落ち着くようなことが計画帳に書いてあればさらによいでしょう。たとえば、

- ◆これを読んでいるということは、あなたは生き延びたのです。
- ◆息をするのを忘れずに。
- ◆いつまでもこんな感覚が続くわけではありません。

✣ 護身術トレーニング

　護身術トレーニングは、完璧な防護効果を発揮してくれるわけではないにしても、PTSDを防ぐにあたり、非常に役立つものとなりえます。それはまた、トラウマを癒す過程にある人々にとって、自信や安全の感覚を築く、または取り戻すための助けともなります。護身術を習うことは、身体的または性的な暴力の被害から回復中の人にとって、特に大きな意味を持ちます。

　おそらく、どんな種類のボクシングや武術も役に立つでしょう。しかしながら、男性、女性、子どもがさまざまな種類の攻撃から効果的に身を守れるようにするという意味で、特に高い効果を上げてきた護身術トレーニング法があります。このプログラムは1980年代半ばに「モデル・マギング(Model Mugging)」という名前で考案されました。もしかしたら、映像や写真で、女性がミシュランマンやダース・ベイダーのようにパッドやヘルメットでフル装備状態の相手を攻撃する姿を見たことがあるかもしれません。この方法は、空手黒帯の女性がレイプされたことで生まれました。当時の武術コミュニティの他のメンバーたちは、それほどの熟練者でさえも被害者になりうるということを憂慮しました。あらゆる種類の身体的攻撃を阻止するためには、一体どんな特定のスキルが必要なのか、まずは問いを投げかけ、次いで研究をしていきました。最終的に、それは人々にどのように自分の身を守ったらよいのかを、段階を追って具体的に教えていくシステムに結実したのです。今日、この方法は「モデル・マギング」と「インパクト(Impact)」という二つの名前で教えられています。どちらの団体も、米国、そして世界中のさまざまな国々に、いくつものセンターを持っています。トレーナーたちは有償で他の地域へ出張することも可能です。

✣ ストレス・マネジメント

　第10章でも述べたように、過去20年間の中で、マインドフルネスが再

び脚光を浴びてきています。それは、それが過去のものであろうと現在のものであろうと、また未来に懸念されるものであろうと、ストレスを緩和するために大きな助けとなるものです。特に、ジョン・カバットジン (John Kabat-Zinn) によってつくられ、彼の著作『マインドフルネスストレス低減法』[29] で一般に広まったプログラムであるマインドフルネスストレス低減法 (Mindfulness Based Stress Reduction: MBSR) は、トラウマ性ストレスを含むあらゆる種類のストレスによりよく対処するために、ほとんどの人に非常に役に立つでしょう。とはいえ、PTSDを発症している方々の場合は、第10章に記載されている瞑想にまつわる警告とヨーガにまつわる警告は、それら二つがMBSRの中で重要な役割を果たしているだけに、よくおさらいをしておく必要があります。

✤恐れ（恐怖心）と仲良くなる

こう言うと読者のみなさんの中には馬鹿みたいだと感じる人もいるかもしれませんが、恐れを感じることに親しみを持っておくことが、トラウマやPTSDに対してとりうる最も効果的な防護策のうちの一つです。概して、すべての私たちの感情には、それが生じるだけの理由があるものです。恐れの場合、感じとしては不快であるものの、生存という目的のためには特に重要な役割を果たします。潜在的な危険についてあなたに警告を発するのは、恐れです。心臓が早鐘のように打ちはじめ、手のひらが冷たい汗でじっとりしてくるとき、あなたの身体はあなたに、今はまわりをよく見て、見えるもの、聞こえるもの、匂いによく注意を払うべきだ、と訴えています。あなたの扁桃体が、外部環境に何か危険を示すようなものを察知した可能性が非常に高いのです。命の危険が間近に迫っているとき、ことが過ぎ去るまで、恐れを感じていることに気づかないかもしれません。なぜなら、扁桃体の役目は、大脳皮質が何が起こっているのかに気づく前に、あなたの身体を「闘争」か「逃走」、もしくは「凍りつき」へと追いやることだ

からです。しかし、もし時間の猶予が与えられているなら、先に怖いという感覚が先に来るでしょう。

　もちろん、PTSDを抱えた人々にとっては、特に恐れを友人だと見なすのは難しいことでしょう。多くの場合、その人たちは、ずっとではないにしても、ほとんどの時間、恐れを感じながら過ごしているのです。加えて、慢性的な恐怖のために、PTSDを抱えた人々は（不安障害やパニック障害を抱えた人々も同様に）、環境内に何らかの脅威があると思いがちで、四六時中危険を感じ続けていることすらあります。これらの人々は、恐れを防衛のためのメカニズムとして用いることができなくなってしまっています。内的にいつも恐怖を抱えていると、外的な感覚を使って実際の危険を察知することも、翻って安全を見分けることも、できなくなってしまうのです。第4章で外受容器と内受容器、そしてそれらが二重意識において果たす役割について取り上げたことを思い出してください。サバイバーが感覚入力をはっきり識別できるようになり、内的な感覚が内的現実を形づくるに任せ、外的現実は外的な五感によって把握するようになったとき、恐れはその保護的な機能をより発揮することができるようになります。そして、少なくともいくつかの危険は回避できるようになるのです。

第15章

ファースト・エイド（応急手当）

⋯

　身体の傷であろうと心の傷であろうと、適切な応急処置がなされれば、当座を生き延びる助けになります。正確な加減を見極めた上で適用されるなら、応急処置によって、ある程度もしくは完全に、それ以上の治療の必要がなくなることすらあるのです。

　トラウマ治療の多くは、過去に、それも多くの場合ずっと昔に生じたトラウマを扱うことになります。とはいえ、トラウマとなる出来事の直後にすぐセラピーを求めてやって来る人もいますし、ずっと通ってきていたクライエントが、セラピー期間中にトラウマ性の出来事に遭遇することもあります。また、かなりの数の臨床家が、住宅火災や飛行機墜落事故のような悲惨な出来事、また2001年9月11日のアメリカ同時多発テロ事件や2004年のインド洋大津波、ハリケーン・カトリーナ、2010年の壊滅的なハイチ地震のような大事件の際に初期対応に加わる契約を赤十字やその他の支援団体と交わしています。これらのようなケースで必ず理解しておかなければならないのが、過去のトラウマに対して有効な支援が、直近の出来事が対象になると、まったく役に立たないことがある、ということです。

✢マズローを呼び起こす

　トラウマ性の出来事の直後に人が必要とするのは、まずはとにかく、自分の基本的な欲求に対して十分に支援してもらい、配慮してもらうことで

す。そこには、たとえばハリケーン・カトリーナやハイチ地震の後にそうであったように、医療、住まい、食料、経済的支援、愛する人の居所を見つける援助などが含まれるでしょう。トラウマのレベルがもう少し軽い場合でも、直後の余波の最中にあるうちは、いわゆる通常のセラピーと見なされるような取り組みに適した時期ではありません。直近のトラウマのフォローをするにあたって、臨床家は、時にはクライエントが適切な団体とつながることを助けたり、切実に必要とされているサービスを提供できるよう動いたり、自分の役割を状況に応じて変えなければならないことに気づくかもしれません。クライエントが心理的な助けを活用できるようになる前に、これらのステップが絶対的に必要となる場合があります。私は、大災害の被災者たちにトラウマ療法が一斉に、迅速に提供されたという話を聞くたびに、ぞっとします。マズローの欲求階層[35]のことが、トラウマを癒したいという情熱に紛れて忘れ去られてしまうかのようです。しかし、覚えておかなければならない重要なことは、マズローのピラミッドの第一階層にある欲求こそが、心理的な側面に取り組みはじめる前に、きちんと満たされている必要があるのだということです。ピラミッドの土台は、食べ物、水、空気のような身体的な欲求から成っています。次の段階には住まいや身体を保護してくれる衣服など、安全にまつわるものが含まれます。その後に、家族や友人とのつながりを含む、社会的欲求が位置しています。トラウマ治療は、実際には最上段の自己の成長にまつわる最後の階層に至って初めて、適切なものとなります。私たち人間は、基本的欲求、つまりマズローのピラミッドの下層部分の欲求が満たされて初めて、真に心理的に成長するための余地が生まれるものなのです。

　そういうわけで、セラピストがボランティアで自然災害の対応要員に加わったり、戦争で荒廃した国から逃げ出して来たクライエントを引き受けたりするときには、通常の専門家としての優先順位を、状況に応じて変えていく必要があります。そのような場合は、最初にケアされるべきなのは

基本的な欲求です。すべてのトラウマ・セラピストたちが心しておく必要があるのは、あまり性急にトラウマ療法を展開させるべきではないということです。そうしてしまった場合、もっと差し迫った現実的な欲求、たとえば仕事やネットワーク、ひどいときには十分な食料や住まいの問題すら、見過ごしてしまっているだけかもしれません。

✤ 必要不可欠な感情面のサポート

　基本的な欲求に問題がなかったとしても、セラピーが最善のアプローチであるとは限らず、適切でないことすらあります。クライエントは、介入されるのではなく、ただただ誰かにそこにいてもらって、耳を傾けてもらうことを必要としているだけかもしれないのです。私はまだ若いセラピストだった頃、苦い経験を通してこのことを学びました。特に、当時二人のクライエントに対して自分がとった行動に、残念な思いを禁じえません。一人は夫を亡くしたばかりでした。もう一人はがんの診断を受けたばかりでした。私は新米の臨床家としてやる気にあふれており、二人とも本当はただ手を握ってもらい、泣いて、とりとめもなく話すことを切に必要としていただけなのに、私は早まって、自分の知っている素晴らしい治療方略を進めてしまったのです。どちらの人たちも、長くはセラピーに通ってきませんでした。私はよかれと思ってしていたとはいえ、本当は何が必要とされているのかということに注意を払っていなかったのです。彼女たちが必要としていたのは、私のサポートと励ましであり、私のテクニックではなかったのです。

　感情的な側面において、トラウマへの初期対応に必要なものは、コンタクトとサポートです。このことはいくら強調してもし過ぎるということはありません。研究面でも実践面でも、コンタクトとサポートはトラウマ性ストレスの主要な調停役であることが、繰り返し証明されてきました。適切で十分な感情的支援を最もよく得られた人々が、最もPTSDを発症しに

くいものなのです。この原則を具体的に示す、いささか極端な例を挙げましょう。

　私は、どういう経緯で私のセラピーを受けるようになったかにかかわらず、新しいクライエントからは網羅的な生育歴の聞きとりをおこないます。数年前、ある若い女性がアドバイスと指導を求めて私の相談室にやって来ました。初回面接で生育歴の聞きとりをする中で、彼女は10代の頃に集団レイプに遭ったことを打ち明けました。誰にとってもそのような体験は大きなトラウマとなるものですが、彼女の場合も例外ではなかったでしょう。ところが、それについて話すとき、彼女は平気なようで、まるですべて解決済みで、心の平和を得ているようだったのです。彼女にも気持ちの動きがないわけではありませんでしたが、明らかに安定していて曇りのない状態でした。彼女がセラピストやレイプ危機センターなどから専門的な援助を受けたことがないことを考えると、そんな恐ろしい出来事について話す際に落ち着いて冷静であったことは、私にとって驚きでした。そのときまで私は、レイプに苦しむ人は、それが集団レイプならなおさら、出来事から立ち直るにはセラピーが必要なのだという治療上の偏見を持っていたのです。彼女は一体どうやって、治療介入なしにここまでたどり着けたというのでしょうか？

　好奇心に駆られて私は、彼女が一体何のおかげでうまく立ち直れたのか聞いてみました。その途端、彼女の目がうるみ、彼女は静かに泣きました。それは恐怖や絶望の涙ではなく、怒りの涙ですらありませんでした。彼女が静かに泣いていたのは、心動かされる記憶のためでした。暴行者たちから自由になったとき、彼女が最初にコンタクトをとったのは、当時の親友でした（そしてその女性は、今も彼女の親友であり続けています）。その親友は彼女のそばに飛んできて、長い長い事後処理の間中（警察、病院、弁護士、裁判所、高校への復学、そして平常復帰まで）ずっと彼女にぴったりくっついていてくれたのです。それだけではなく、彼女の親友は、そんな試練の際には誰もが

必要とするようなメッセージを、しょっちゅう彼女の耳に囁き続けてくれていたのです。「あなたのことが大好きなのは変わらないわ」「あなたのせいじゃなかったの」「ぜんぶ乗り越えられる。大丈夫よ」というように。この若い女性を悪夢のような時期を通して支え続けたのは、友人のコンタクトとサポートでした。そして、大人になってから振り返ってみると、この女性にとって感情的な記憶としてより強く残っていたのは、友人のサポートだったのです。

　もちろん、私たちが出会うすべてのクライエントたちが、このようなサポートに恵まれているとは限りません。私たちの相談室にやって来る多くの人々は、適切なサポート体制が欠如しているがゆえにやって来るのです。時にはトラウマ・サバイバーにとって、少なくとも一時の間、臨床家だけが唯一のサポート体制であるということがあります。しかしながら、その余地があるなら、あなたのクライエントが自身をサポートしてくれるようなネットワーク（たとえば友人、家族、ペット、聖職者、または助けてくれそうな人なら誰でも）とつながって力を貸してもらえるよう援助することが非常に大切です。時には、孤独な人がサポート体制を築いていけるよう、手伝う必要があるかもしれません。そこに費やされる時間は、この上なく価値あるものとなります。それが最も急を要する課題であるとき、私はクライエントが一人または複数の友達を見いだし、つながりをつくって、関係を保っていくことに取り組み、成功できるよう、コーチのような役目を自分が果たしていることに気づきます。

✤ 孤独からの脱出

　サバイバーにとって、トラウマ直後に自分からサポートを求めることは難しいものです。多くの人が、「私に起こったことは、誰にもわかってもらえない」と言うでしょう。そんな風に、トラウマはきわめて人を孤立させることになりえます。あなたがトラウマを負ったクライエントのために

できることのうち、最良で最も役に立つものの一つは、クライエントたちが、自分の友達や家族と話せるように援助することです。これはトラウマが最近のものであっても過去のものであってもあてはまります。クライエントたちに、自分の気持ちや体験について、他者と話す方法を教えましょう。その際、重要な要素は、クライエントたちが、さまざまな側面やテーマに最もよく耳を傾けることができるのは誰なのかを判断できるように助けることです。どんな方法であれ、クライエントが援助的な他者を見定め、積極的に助けてもらえるようにあなたが助けるならば、それは非常に有益な効果を発揮することでしょう。クライエントにタイミングについて教えること、つまり、どういうときが感情的に濃密な話題を持ち出すのに適していて、どういうときにはより軽いテーマ、場合によっては世間話程度に留めた方がよいのか、学べるように助けることも役に立つでしょう。時には、トラウマ・サバイバーは自分の抱える問題でいっぱいいっぱいになるあまり、以前なら役に立ったであろうネットワークまでも絶やしてしまうこともあります。これは、重たい問題からどうやって休憩をとったらよいかがわからないためです。この方面における援助は、あなたの治療作業の中で、基本的な要素となりうるでしょう。コンタクトとサポートは、治癒のプロセス全体を通じて（実際には人生全体を通じて）、回復のために欠かすことのできないものであり、それは扱っている問題が現在のものであろうと過去のものであろうと変わりがないのです。

✣コンタクトとサポートによる覚醒の低減

先に述べたように、トラウマ性の出来事の直後に適切なサポートとコンタクトがあれば、PTSDを予防、またはかなり緩和することができます。私は最近、それがうまくいくメカニズムは、第9章で取り上げた、βブロッカーがアドレナリンの作用を緩和して効く仕組みと近いのかもしれないと思いつきました。βブロッカーもコンタクトとサポートも、ストレス

や過覚醒を抑制します。つまり、気持ちが落ち着くのです。サバイバーがトラウマ直後にそれらを十分に受けとることができれば、もしかしてその人たちは、トラウマによって孤立してしまった人ほどアドレナリンを生み出さない、ということなのかもしれません。これは研究に値する分野だと思います。

◆デブリーフィング[*訳注25]の是非

ジェフリー・ミッチェル (Jeffrey Mitchell)[38, 39]によって開発された緊急事態ストレス・デブリーフィング (Critical incident stress debriefing: CISD) は、1970年代に広まり、1990年代まで非常に人気の高い手法でした。ところが、20世紀も終わりに近づく中、デブリーフィングの結果についてまちまちな結果を示す調査が表に出て来はじめ、その有効性に疑問が投げかけられるようになったのです。ある調査では、デブリーフィングに参加した人において、PTSDを発症するリスクはより低かった、という結果が出ていました。ところが他のプロジェクトでは、その真逆を示唆する結果が出たのです。そもそもデブリーフィングという手法を用いるべきなのか用いるべきでないのかという問題は、トラウマ性ストレスの専門家の領域において、大きな議論を呼びました[12, 44]。私はまだ各種のデブリーフィング・プログラム間の違いを分析した調査にめぐりあっていませんが、友人や家族のサポートを重視したものがよりよい結果を出したことはきっと確かで、それについては賭けてもいいと思っています。

第7章で述べたように、すべての人にとって自分の経験したトラウマ性の出来事を振り返ることが役に立つとは限りません。このことが、CISDがうまくいかなかったいくつかのケースの原因だったと言えるでしょう。CISDモデルの中核を成すのがグループ形式で、トラウマの詳細について詳しく物語るという手法だからです。さらにデブリーフィングの最中、コミュニケーションの方向は個人個人からリーダー、つまりデブリーファー

へと向かいます。つまり、直接的なコンタクトと相互のサポートが実際には最低限にとどめられ、何が起こったのかに重点が置かれるのです。私は、従来のデブリーフィングにおけるこの二つの主要な特徴が、独自におこなわれた調査の数々において低い成功率という結果が報告された原因なのだと思います。

❖ もしもブレットとジェフリーがよりよい応急処置を受けていたら？

ブレットのトラウマの後遺症について、思い出してください。彼女が暴力的なレイプに遭ったことは覚えていただけているでしょう。彼女は暴行者が眠っている間に逃げることができて、病院の救急救命室にたどり着きました。不運なことに、この夜救急救命室は非常に立て込んでおり、スタッフは手一杯の状況でした。ブレットに優先的に対応してくれることはなく、彼女は誰かが相手をしてくれるまで、そして電話を使わせてくれるまで、30分以上も座って待っていなければならなかったのです。彼女にとって、それはとても長い30分間でした。私はずっと、もし病院にいた誰かが彼女の苦しみを緊急に対応すべきものと気づき、彼女の訴えを真剣に受け止めて耳を傾けていたなら、そして彼女が両親と親友に電話できるよう助けていたなら、ブレットの臨床像はどんなだっただろう、と思い続けてきました。もしブレットが自分の必要としているサポートをすぐに受けられたなら、後のPTSDの発症を防ぐことができたでしょうか？　もちろん、その答えを知る術はありません。けれど、がっかりするような状況下で待たなければいけなかったことが、ブレットの身体と心理の状態によい影響を及ぼしえなかったことは確かです。

ジェフリーの状況は、まったく異なるものでした。現実に、彼はしっかりしたサポートを迅速に、そして長期間にわたって一貫して受け続けることができました。ところが、それは必ずしも彼がまさに必要としていたよ

うなサポートだったわけではありませんでした。もちろん、彼の上官たちはできるだけ早く彼を任務に復帰させたがっていました。そのため、初期の介入はその方向性のもとに進められていたのです。これはジェフリーが必要としていたアプローチではありませんでした。したがって、サポートがあったにもかかわらず、内容的に的外れだったのです。その上、ジェフリーは無意識的に、現役勤務に戻りたくないと思っていた可能性があります。彼は、わざわざ急いで、これ以上戦友が死んでいくのを目の当たりにするかもしれないような状況に戻りたいとは思っていなかったのです。

第16章
脆弱性とセルフ・ケア

...

　この本を書こうと思ったとき、このセルフ・ケアについての章は、セラピストだけを対象にするつもりで構想していました。トラウマを負ったクライエントのセラピーに取り組むことは、他のタイプのクライエントが相手の場合と比べて、感情的にも、そして時には肉体的にも、しばしばずっと多くの負担がセラピストの側で必要とされるものです。ところが、本書を半分ほどまで書き進めた頃、私はこの章の内容が、トラウマを負った人を支える家族や友人も含めて、クライエント側の人々に伝えるべきものでもあるのだということに気づきました。実際には、それらの人たちもセラピストと同じく（もしかしたら、それよりもっと）同じ脆弱性（vulnerability）のリスクにさらされているのです。トラウマを負った人々のことを気にかけ、支える立場にある人なら誰でも、その軽減を助けようとしているトラウマそのものから、自分も影響を受けるリスクにさらされています。

　なぜそうなるかの理由は複雑ですが、根底には、トラウマが犠牲者の神経系に及ぼす明らかな影響と、共感的なセラピストやその他の支援者の側の脆弱性の要素とが組み合わさって存在しているのです。トラウマを負った人を支援しても、ネガティブな影響を感じることはほんのわずかであるか皆無だという人もいることでしょう。おそらく、めったに影響を受けないか、大した影響を受けずに済んでしまうのでしょう。しかしながら、何年にもわたってトラウマと取り組むセラピストたちを訓練し、スーパー

ヴァイズし、クライエントへのサポート・システムに関わる人々にアドバイスをして来た中で、私は不安や過度な疲れ、手に負えない逆転移、そして燃え尽き症候群の例を、非常に多く目にしてきました。そしてまた、友人や家族が自分の話を聞こうとしたり、その他のやり方で援助を試みる際に、拒絶反応を示すようになったとクライエントがこぼすのをセラピストが聞くこともよくあるでしょう。この問題は、かなり普遍的に見られるもののようです。中でも最も極端な場合には、似たような体験をしたことがまったくないにもかかわらず、そのトラウマの犠牲者と同じくトラウマを負ったように感じ、時には同じような症状や、そのトラウマ・サバイバーの悪夢までをも体験するようになってしまうことがあるのです。多くのプラクティショナーがそのようなクライエントのことを仕事場の外まで引きずってしまい、ある特定の人と会ったり、特定の事柄を扱ったりするたびに、自分が通常の日よりもイライラしやすく、怒りっぽく、または疲れやすくなっていることにしばしば気づきます。友人や家族にとっては、愛する相手のトラウマ以外のことを考えたり感じたりすることが難しくなるかもしれません。クライエントの支援ネットワークの誰かの（ひょっとしたら複数の人たちの）日常生活の質が、低下しはじめるかもしれません。

　トラウマを負った人々を助け、サポートする際に人が経験しうる困難を言い表す用語は、いろいろとあります。共感疲労（compassion fatigue）という言葉は、チャールズ・フィグリー（Charles Figley）によって、共感的な支援を提供することで起こりがちな感情的・肉体的な疲弊を表すためにつくられました[17]。代理トラウマ（vicarious traumatization）という言葉は、トラウマ性のストレス症状を、本人以外の人間が、あたかも自分がトラウマの犠牲者本人であるかのように体験することを指して用いられます[36]。燃え尽き症候群（burnout）とは、介護者、被雇用者、労働者らが、自分自身が枯渇するほど頑張りすぎてしまい、もはや自分の役割を正常に果たせなくなってしまうほどになる現象を指して多くの職域で用いられる一般的な用

語です[21]。

　燃え尽き症候群に苦しむ人々は、自分の私生活までもが影響を受けていることに気づくでしょう。ある人々は、疲弊するあまり、生きる喜びを失ってしまっているかもしれません。生きることがもう楽しくなくなってしまうのです。燃え尽き症候群は、援助職、親、友人などに限らず、株式仲買人、弁護士、教師なども含め、ほとんどすべての職業において起こりうる問題です。とはいえ、共感疲労と代理トラウマの危険にさらされるのは、まず第一に臨床家であり、介護者であり、トラウマを負った人々の家族や友人たちなのです。

✤ 脆弱性

　共感疲労、代理トラウマ、そして燃え尽き症候群の場合も、危険性を高める要因はいろいろあります。あなたが専門家であっても、サバイバーの支援ネットワークの一員なのだとしても、自分の個人的・職業的な生活を、じっくりと正直な目で見直してみるとよいでしょう。トラウマに焦点をあてていると、基本的欲求(ニーズ)は簡単に無視されてしまいがちです。あなたが個人的に、もしくは専門家として誰かを助けているならば、その間は適切に休み、ちゃんとした食事をして、あなた自身の心理面や健康面で問題があればきちんと対処する、そして問題から離れる時間を必ずとる、ということは忘れないでください。こう言うとあたりまえじゃないかと思われるかもしれません。ところが、覚えておいていただきたいのが、人を助けてサポートすることに長けた人々の多くが、自分自身に同じことをするのはあまり得意ではないということです。もし誰かの面倒をみている間、自分自身のことを忘れ去ってしまうなら、心理的にも身体的にも、それなりに影響を受ける危険性が非常に高くなります。代償は高くつくかもしれず、もしかしたらそのせいで、先々その相手や他の人々を助ける力が削がれてしまうかもしれません。よい法則をお教えしましょう。自分自身を大事にす

ればするほど、他の誰かを助けることももっとできるようになり、そのサポートを安定して続けることもできるようになるのです。

そのようなわけで、たとえば、他の活動に割く時間も確保するようにしましょう。セラピストなら、トラウマの問題を持たないクライエントとも接するべきです。仕事内容のバランスをとって、悲劇に埋もれてしまうことのないようにしましょう。あなたが友人や家族の立場なら、あなた自身の支援ネットワークとつながっているようにしましょう。あなたにとって大切な活動やつながりは保ち続けてください。そして、休憩もとりましょう。プラクティショナーにとって、それは1週間かそれより長い休暇を意味するかもしれませんし、友人の立場なら、何日か、または何夜か問題を離れるということを意味するかもしれません。

赤十字の救助員養成課程で最初に教えられることは、もし救助しようとしている相手に引きずりこまれてしまう場合は、必死で振りほどいて泳いで離れなさい、ということです。これは、表面的には、相手は溺れてしまいますから、酷い指示のように思えるかもしれません。けれども、考えてみてください。もしあなたがその人と一緒に溺れてしまったら、以後、他の誰も救助することができなくなってしまいます。よって、これは酷いことではなく必要なことです。また同時に、あなたが将来に助けることになる人たちにとっては、ありがたいことでもあるのです。

✛ 専門家のためのセルフ・ケア

あなたにとって、最もよいサポートの大部分が、スーパーヴァイズや同僚に相談することから得られるでしょう。あなたと同じような困難と数多く向きあっている人々の存在もまた、大きな慰めとなり、洞察の源となります。残念なことに、多くの職場で、資格取得後のスーパーヴィジョンの量は大幅に減らされています。そして、多くの雇用者が自分の雇うセラピストたちに一日あたりあまりにも多くのクライエントと会うよう要求する

ので、同僚とのやりとりに使える時間は非常に限られているか、まったくとれないかもしれないのです。私が1970年代に駆け出しのソーシャルワーカーだった頃は、ほとんどすべてのエイジェンシーにおいて、有資格者に対しても毎月最低2時間のスーパーヴィジョンが義務づけられていました。新米のセラピストの場合、毎週スーパーヴィジョンを受けたものです。また、雇用するエイジェンシーも、クライエントとのセッション時間に対してもっと適切な考えを持っていて、私たちが勤務時間内に記録を書き上げたり、仲間内でコンサルテーションしあう時間を持つことも許されていました。同様のタイプのエイジェンシーが、ここ20年ほどの間にあまりにも重圧を受けるようになってしまったのは残念なことです。救助員養成訓練の例で述べたように、最初のケアは、ケアを提供する人間に与えられるべきなのです。この本を読んでいる専門家の方々が、必要な場合には、自分の職場でスタッフの欲求(ニーズ)に対してより人間的な対処がなされていくよう圧力をかけてくださることを期待します。その際、この本、そして"Help for the Helper"[47]でロスチャイルドがこう言っている、と引用してくださってかまいません。

◆共感：味方と敵

　共感には、相手の体験を感じとる能力が含まれています。私があなたに共感すると、私はあなたが感じるものを感じます。共感によって他者が理解しやすくなり、お互いに結びついて関係性を築いていく助けになります。通常、共感はよいものでも悪いものでもありません——それはただあるものです。それは自動的に起こるプロセスであり、起こるか起こらないかのどちらかです。私は共感というものは諸刃の剣だと思っていて、明らかな利点とともに、認識不足ゆえの危険性も備わっているものだと考えています。心配しないでください。私は共感するな、とアドバイスしているわけではありません。もちろん、それが私たち援助職にとって最高のリ

ソースであることは知っています。とはいえ、共感を意識的なプロセスとしておこない、意図的に共感の長所を強めて短所を減らす方法を学ぶことで、この剣を適度に鍛えるのがよいということをこの章の終わりまでにお示しできると思います。

❖共感の神経科学：ミラーニューロン

　ミラーニューロンは、1990年代半ばに、イタリアの脳研究者ら[22]によって最初に確認されました。多くの重要な発見と同じように、この発見もまた偶然によるものでした。この科学者たちは、実際はサルの把持行動の研究をおこなっていました。サルが食べ物をつかもうとする際のニューロンの発火を記録していたのです。ある日、一人の研究者が休憩中に食べ物に手を伸ばしたところ、サルはただじっと座ってその研究者の動きを見ていただけだったにもかかわらず、驚くべきことに、把持行動に関わるサルのニューロンもまた、発火したのです。それはまるで、そのサルの脳が、自分で動いたときと同じく、把持行動を感じたかのようでした。

　この発見によって、神経科学界に瞬く間に興奮が巻き起こりました。一つの脳のニューロンが、他の脳の行為に反応して自らが行為者であるかのように発火するとは、何を意味するのでしょうか？　簡単に言えば、これは私たちのコミュニケーションとコミュニティについての理解に、非常に大きな意味を持ちます。観察者であるサルは、研究者の動きをただ見ただけではなく、認識しただけでもありませんでした。サルは、自分が手を伸ばして物をつかんだかのように、感じたのです。これが共感の一つの側面であり、ミラーニューロンの研究がその後とることになった方向性の一つでもあります。他の方向性には、コミュニケーションや言語の発達におけるミラーニューロンの役割や、自閉症者におけるミラーニューロン系の欠如の可能性が含まれています。ミラーニューロンの研究は、神経科学における心踊る成長分野です。

私たちがここで扱っているテーマに最も深く関わっているのが、ミラーニューロンが共感の理解に示唆するものです。ミラーニューロンは、共感を促すようです。私たちが泣いている誰かを見て自分も涙ぐむとき、そのプロセスにはミラーニューロンが関わっています。反射的に微笑んだりあくびをしたりすることにもまた、ミラーニューロンが関わっています。そして、人が他の誰かのトラウマについての話を聞きながら恐れを感じたり呼吸が苦しくなったりする場合、そこにもまた、ミラーシステムが関与しているのかもしれません。

✚共感の利点

　他者を援助する立場にある者にとっては、共感は、最大の、最も素晴らしい、最も頼りになるツールです。あなたが援助職であろうと、親身な友人や家族であろうと、共感することで他者の経験を理解することができるようになり、相手が何を感じているのか感じとることができるようになります。サイコセラピストにとっては、共感はまた、クライエントの生育歴がその人の日常生活やセラピールームにおけるあり方にどんな影響を及ぼしているかを深く理解することで、その人の過去を大局的に見ていく助けとなるでしょう。共感は、私たちがあらゆるレベルで結びついていくことを助けます。それは私たちの洞察を豊かにし、勘の正確さを増し、時にはまるで相手の心を読むことができるようにすらしてくれるのです。サイコセラピストもカウンセラーも、共感がなければ仕事になりません。もし共感ができなかったら、私たちは関係性を築くことができなくなります——友人も家族もつくれないのです。私たちにとって、共感能力は社会生活に絶対的に必要なものです。調査研究によると、援助職にある人は、一般の人々よりも共感の資質をより強く持っているそうです。その資質がそもそも私たちを誰かを助けたいという方向に駆り立てているのです。ところが、共感が常に私たちの一番の味方であるとは限りません。

第16章　脆弱性とセルフ・ケア

◆共感の危険性

　共感によって、私たちは「良い」波動にも共鳴できるようにもなりますが、それはまた、「悪い」波動も受けとりやすくなるということでもあります。つまり、私たちが友人と喜びを分かちあうことを助けるメカニズムがそのまま、相手の痛みを分かちあうことをも促すのです。不安を抱えた人のそばにいることで、自分まで柄にもなく、または心ならずも不安になってしまったことはありませんか？　もしくは、誰かの怒りに影響されて、それほど気にしていなかったことについて腹が立ったり、当初よりも怒りが大きくなったりしたことはありませんか？　こんな例はどうでしょう。映画の中で、観ていると泣いてしまったり、胸がドキドキしたり、筋肉に力が入ったり、グッときてしまうようなシーンはありませんか？　これらの反応はすべて共感のメカニズムです。あなたが他者と体験を分かちあっているときはいつでも、それが快いものであれ不快なものであれ、リアルな体験であれ映画を通してする体験であれ、共感が働いているのです。

　その長所はかなり明白です。共感によって人は他者に親身になり、助けるようになるのです。それによって私たちは家族や友人のグループをつくり、絆を結び、お互いに助けあい、共通の目的を達成するために協力しあうようになるのです。

　共感の短所は長所よりわかりにくいかもしれません。しかし、たとえば暴動や集団による暴力、カリスマ的な独裁者の権力、そしてカルト教団の結束力などの根底にあるのは、これと同じメカニズムなのです。また、せっかくのよい気分が、他の誰かの苦しみに影響されてどこかに消えてしまうというのも、共感のなせるわざです。

　トラウマを扱う際、共感によって援助職、支援ネットワークのメンバー、そしてトラウマを負った当人もまた、大打撃を受けることがありえます。それはデブリーフィングやサポートグループ、グループセラピーの場に参加した場合に特にあてはまります。気をつけていないと、トラウマの犠牲

者の恐怖や戦慄、不安、パニック、イメージ、そして感覚が、他の人間にもそっくりそのまま取り込まれてしまうからです。だから、たとえばもしあなたがレイプに遭った人を援助していて、彼女と同じように自分の車まで歩いていくのが怖くなってきたとしたら、あなたは侵入されているのかもしれません。もし混乱してお腹を空かせた自然災害の被害者を援助しながら、自分も混乱して異様にお腹が空いてきたとしたら、あなたの共感レベルは少し高まり過ぎているでしょう。そして、あなたが友人やクライエント、愛する相手と同じ悪夢を見るようになったなら、あなたはインフルエンザを患う人からインフルエンザをうつされるのと同じように、相手のトラウマをもらってしまったのだと言えるのです。

✤共感の刺激を和らげる

"Trauma Essentials: The Go-To Guide"と銘打たれた本書は、副題にある通り、実践ガイドとして使われることを目的としています。つまり、PTSDに苦しむ人々を助けるにあたって、最も重要な理論と治療法の選択の概要を紹介するものです。したがって、テクニックを教えるためのものではありません。しかしながら、私はどうしても読者のみなさんに、共感に伴うリスクを減らすためのメカニズムをこの最終章でいくつかお伝えしたいのです。ここから先のセクションが、すべての読者のみなさんにとって、トラウマを負った犠牲者をよりよくケアし、援助する役に立ってくれることを願います。この本を読んでいるサバイバーのみなさんにとっては、ここで紹介する戦略が、あなたのための支援ネットワークがよりよくあなたを支える助けになり、あなた自身が他のトラウマの犠牲者と出会ったときに、相手を助ける役に立つだろうと思います。

共感というものを、ダイヤルで調節するものだとイメージしてみるとよいかもしれません。目盛りを上げていくと、共感の度合いが上がっていきます。そしてあなたは、相手の感じていることを、より強く感じとるよう

第16章 脆弱性とセルフ・ケア

になります。目盛りを下げていくと、相手に起こっていることから距離をとることができます。共感の目盛りが低いとき、あなたはより明晰に考えることができるようになり、相手を助けるために自分にできることとできないことを客観的に判断できるようになります。目盛りが上がっても下がっても、長所と短所の両方があります。また状況によって、上げた方がいいことも下げた方がいいこともあります。自分の共感のダイヤルを上げたり下げたり、いろいろ試して練習するうちに、おそらく、間のどこかの一点が、ほとんどの場合に最も理想的であることに気づくでしょう。そこが、相手に何が起こっているのか感じとることができて、なおかつ共鳴し過ぎて自分の考えが曇らされたりすることのない位置なのです。

　他者の混乱から客観的でいられる距離を保つために、あなたがすでに知っていることは何でしょうか？　あなたがそのためにすでに持っているツールやリソースを、今思い出して使ってみるとよいでしょう。それはそれとして、さらにいくつかヒントがあっても役に立つでしょう。

◆イメージ

　トラウマ理論と治療法に精通した私たちでさえも、免疫があるわけではありません。最近、私はこのことを痛いほど思い知らされました。親しい友人が暴力の被害に遭い、頭に銃を突きつけられたまましばらく捕らえられていたことを最初に聞いたとき、私は彼女のために悲しくなり、同時に、彼女が生き延びたことにほっとしました。それ以外に、自分というシステムに何らかのショックが加えられていたということに、意識的には気づいていなかったのです。反応は夜になってから、原因不明の不眠という形でやってきました。彼女のことを聞いたのが日中だったので、私は自分の不眠をトラウマと結びつけて考えず、この覚醒状態を説明する他の理由ばかり見つけ出そうとしていたのです。やっと数時間眠れたものの、寒気がして震えながら目を覚ましました。自分があまりにも激しく震えていたの

で、熱があるかどうか測ってみたくらいです。正直に言って、自分の震えや不眠や根底にあった苦悩を、前日に聞いた知らせと結びつけるまでには、少し恥ずかしいことですが、もうしばらく時間がかかりました。そのことが結びついたとたん、すべてが落ち着いて、だいぶ平常心に戻ったのです。後で別の友人と話しながら、私は、見識豊かなこの私ですらあれほど脆弱になってしまうのだと気づいて惨めな気持ちになった、と話しました。でも現に、私は友人の遭遇した出来事を聞いて、代理トラウマを負ったのです。それは長くは続かず、ほんの18時間ばかりのことでした。けれども、そのことによって私は、自分にとって大切で意味のある相手の身の上に起こったトラウマからいかに強い影響を受けることがあるかを再認識させられたのです。

　私はなぜそこまで脆弱になってしまったのでしょうか？　要因はいくつか考えられますが、中でも二つの際立ったものがあります。一つ目は、相手が私にとっていくつかの面でつきあいがあった人だということです。しょっちゅう接触があるわけではなかったにしろ、彼女は私の生活圏の一部であり、私は彼女が好きなのです。二つ目は、その知らせを聞いた瞬間、私はただちに（そしておそらく不随意的に）その状況に置かれた彼女の姿を、くっきりと視覚イメージとして思い描いてしまったということです。うかつにも、私はイメージが他者のトラウマを自分の（この場合は私の）ものとして取り込んでしまうにあたって、とてもパワフルに働くメカニズムなのだということを強く思い知らされることになったのです。

　誰かがトラウマについて（それが自分のであろうと誰か他人のであろうと）思い出しながら語るのを聞く際、あなたが身を守るためにできる最良のことは、相手が話すことを視覚化しないことです。つまり、頭の中で絵として思い浮かべないこと、何が聴こえたか想像しようとしないこと、その体験がどんな感じだったか身体で感じようとしないことです。もちろん、私がそうしてしまったように、自動的にそうしてしまうかもしれません。けれ

ど、自分でイメージを創り上げる傾向がどれだけあるのか意識してみるだけでも十分価値があります。この種の共感は、相手のトラウマが伝染しないようにきちんと自分の身を守りたいときには、非常に危険です。相手の体験を鮮明に思い描けば描くほど、同じようにトラウマを負いやすくなるのです。

　自動的にイメージや音や身体感覚に共鳴してしまう人にとっては、その習性を弱め、最終的になくしてしまうまでには、練習が必要でしょう。これを読んでいる方々の多くが、それが他者の体験に共感する唯一の方法なのに、と反対するかもしれません。けれど、次の事実をよく考えてみてください。あなたが実際にそこにいて同じことを体験したのでない限り、あなたが自分の頭と身体で創り出したイメージは、どんなにがんばっても、実際にどうだったかの想像に過ぎないのです。思い描いたイメージは、実際に起こったことではありません。

　視覚的なイメージをコントロールするには、いくつかやり方があります。まずは、あなたが以下のどの傾向が強いか、知る必要があります。

- 当事者として視覚化する（自分の身に起こっているかのように）。
- 第三者として視覚化する（目撃者として）。
- 似たような話を人から聞くことで、自分や大切な人に起きたことを視覚化する傾向がある。
- 相手のトラウマを、自分の生活圏の中で起きたことのように思い描く。

　上記のタイプの視覚化はすべて、共感の危険な面を助長してしまいます。

　私が最もお勧めするのは視覚化をまったくおこなわないことですが、次善策としては、視覚化をしたとしても第三者の視点からおこなうこと、つまり、犠牲者ではなく観察者の立場からおこなうことです。また、自分と

個人的に何の関係もないような環境を思い描くのもよいでしょう。一般的に、視覚化をするなら、自分が個人的にショックを受けるような内容からできるだけ離れた内容にしましょう。

　視覚化のショックを軽減するための追加的な方法としては、視覚化した特性、つまり大きさ、色、距離感などをいじってみることがあります。神経言語プログラミング(第8章参照)では、これらの要素を「サブモダリティ」と呼びます。自分のイメージした絵をスクリーンに映っているかのように想像して、その上で、そのスクリーンの大きさや、自分からの距離を操作してみましょう。色をカラーから白黒やセピア色などに変えてしまうこともできます。音に関しても同じことをしてみましょう。普通に再生したり、逆再生したり、大きくしたり小さくしたり、ゆっくりしたり速くしたりしてみましょう。サブモダリティを操作することで、イメージをコントロールしているのは自分だということを学べます。共感による刺激を和らげるためには、以上のような習熟は不可欠(インテグラル)なのです。

原　注

◆第4章

1　アドレナリンとノルアドレナリンは、ホルモン物質であるエピネフィリンとノルエピネフィリンに対応するが、より親しまれている呼称である。米国では、後者の呼び方が科学的なテキストにおいてより普通である。しかしながら、欧州その他では、前者の呼び方がより広く使われていて親しまれている。本書はセラピストとクライエント双方のために書かれたものであり、また大西洋の両サイドで読まれるであろうから、アドレナリンとノルアドレナリンという名称を本書では使うこととする。

訳　注

◆第2章

1　2013年に出版された最新のDSM-5では、トラウマ関連の障害は、初めて不安障害から独立した新分類Trauma-and Stressor-Related Disorders（心的外傷およびストレス因関連障害群）が設けられた。この分類に含まれる診断名となる障害には、Reactive Attachment Disorder（反応性アタッチメント障害／反応性愛着障害）、Disinhibited Social Engagement Disorder（脱抑制型対人交流障害）、Posttraumatic Stress Disorder（心的外傷後ストレス障害）、Acute Stress Disorder（急性ストレス障害）、Adjustment Disorder（適応障害）がある。以上の病名・用語の邦訳は、『DSM-5 精神疾患の診断・統計マニュアル』（医学書院、2014）に従った。

◆第3章

2　最新のDSM-5では独立した分類「心的外傷およびストレス因関連障害群」がつくられた。前章の訳注を参照のこと。

◆第4章

3　二重意識（デュアルアウェアネス）：一つかそれ以上の領域での体験の意識を同時に維持すること。特に、経験自己と観察自己とを同時に維持することを意味する。前者は、内的感覚刺激

に対応し、後者は、外的感覚刺激に対応するものである（詳しくは『PTSDとトラウマの心理療法』[(45)]第7章を参照のこと）。

◆第6章
4 　同書には、90年代後半、新型抗うつ薬（SSRI）の導入によって、急成長した日本における「うつ病」マーケットの、米国製薬業界の関与にも触れられている。

◆第7章
5 　グラウンディング（grounding）：ボディワーク。ソマティック心理学ではよく使われる用語で、"大地としっかりつながっている、根づいていること"を意味する。たとえば、身体的に足の裏をきっちりと大地につけている姿勢が、その人の外的世界と内的世界との結びつきによる基本的な現実感・安定感を表していると考える。

◆第8章
6 　弁証法的行動療法：マーシャ・リネハン（1943- ）によって開発された療法。
7 　ソマティック（somatic）とは、生きている「身体」を意味する。身体心理療法、身体指向セラピー、ボディーサイコセラピーとも呼ばれる。
8 　ハコミセラピー（Hakomi therapy）：ハコミメソッド（Hakomi Method）とも言う。1980年代に創られた代表的なソマティック心理療法。当時、ライヒ系の流れにマインドフルネスやタオイズムの概念を導入したのは先駆的であった。
9 　ジョン・グリンダーとリチャード・バンドラーによる、主にミルトン・エリクソン、フリッツ・パールズ、ヴァージニア・サティアの3人の名セラピストの手法の検討。
10　NLPの中でもV/KD（Visual/Kinesthetic Dissociation　視覚－運動感覚解離法）の技法は、元々、恐怖症対応のものであるが、PTSD対応として使用される。
11　1980年代、TFTは、ロジャー・キャラハンによって、鍼灸のツボを応用することで開発された。EFTはゲアリー・クレイグによって、TFTを簡便化したものとされる。両者は、タッピング・セラピーとも総称される。
12　サイエントロジー（Scientology）：米国のSF作家L・ロン・ハバード（1911-1986）によって1952年に創設された新宗教。自己啓発セミナーの流れを汲み、カルト団体として批判される面もある。
13　交流分析：エリック・バーンによって、1950年代後半に開発された心理手法。

■ 訳 注

◆第9章

14 リフレックスも同様の別商品名。

15 一般名ジアゼパム（米国商標名バリウム、日本商標名セルシン／ホリゾン等）、一般名アルプラゾラム（米国商標名ザナックス、日本商標名コンスタン／ソラナックス）、一般名ロラゼパム（米国商標名アチバン、日本商標名ワイパックス／ユーパン）

◆第10章

16 身・受・心・法の四つの視点から観察する仏教の修行法「四念住」に基づく。

17 仏教の用語で、行住坐臥と呼ばれる。以下では、「住」（＝立つ）が見られない。

18 インサイトLA（Insight LA）：2002年、ヴィパッサナ瞑想教師であるトゥルーディ・グッドマンによって設立されたマインドフルネス・センター。ロサンゼルスに複数の拠点を持つ。瞑想の体験入門クラスから、MBSR（カバット・ジンによって開発された、マインドフルネスストレス低減法）のクラスまで、仏教的な知恵に基づくさまざまなプログラムを提供している。

◆第11章

19 第8章でふれられている「ソマティック心理療法」と本章の「ソマティック療法」は、名称が似ているが、また互いに関連はしているが、同じものではない。前者は心理にアプローチするための窓口として身体を使う「心理療法」である。後者は身体技法であり、心理へのアプローチは必ずしも意図されていない。広く「ボディワーク」と称されることもあり、中でも"気づき"を重視する身体技法は、「ソマティックス」と呼ばれるが、ここでの「ソマティック療法」に当てはまる。詳しくは、拙著『ソマティック心理学』（春秋社刊）をご一読いただきたい。

20 フェルデンクライス（Feldenkrais）：M・フェルデンクライス（1904-1984）によって開発されたソマティック・エデュケーション（身体教育）。主にATM（動作を通じた気づき）とFI（機能的統合）と呼ばれるゆっくりとした身体ワークを通じて、運動感覚的な気づきを促し、新たな神経回路の形成に働きかけ、心身ともに制限的な習慣性から解放されるとする。

21 ピラティス（Pilates）：J・ピラティス（1883-1967）によって開発されたソマティック・エデュケーション。身体のストレッチ、筋力強化、バランスの獲得を通じて、心身のコントロールを目的とする。ヨーガ、禅、古代ギリシャ・ローマの養生法など東西の身体技法を独自に統合。マットワーク、マシンワークなどで構成され

るが、多様化している。

22 アレクサンダーテクニーク (Alexander technique)：F・アレクサンダー（1869-1955）によって開発されたソマティック・エデュケーション。頭・首・背中などの姿勢、筋肉の正しい使い方（プライマリーコントロールと呼ばれる根本的な身体制御）を学ぶことによって、幼少期以来の誤った体の使い方によるストレスを改善し、全身的な身体機能の向上を図る。

23 クラニオセイクラル (Craniosacral therapy　頭蓋仙骨療法)：オステオパシーを学んだW・サザーランド（1873-1954）から始まるセラピー。外力を加えて頭蓋仙骨系の動きを改善する手法（バイオメカニカルとも呼ばれる）は、頭蓋骨が一定のリズムを持って動いていることを、1970年代に証明したJ・アプレジャーらの開発によるものがよく知られる。近年、より繊細なタッチで自然治癒力を促す手法（バイオダイナミク）も生まれている。

24 ロルフィング (Rolfing)：アイダ・ロルフ（1896-1979）によって開発されたソマティック・エデュケーション。身体の結合組織（特に、筋肉や骨を包んでいる筋膜）に働きかけ、固くなっている身体部位を解放し、習性によって限定されている可動性を改善する。重力が人間の構造と機能に最も重要な影響を与えると考え、重力と調和したバランスのとれた全身の構造的統合を図る。

◆第15章

25 デブリーフィング (debriefing)：一般的には、調査後に、参加者から各人の体験を報告してもらい、情報を共有すること。ここでは災害などのトラウマ性の出来事を体験した人がグループでのシェアを通して、心理的ストレスの軽減を目的とする支援方法である。心理的デブリーフィング (PD: Psychological Debriefing) とも呼ばれる。

文　献

(1) American Psychiatric Association (1980). *Diagnostic and statistical manual of mental disorders* (3rd ed.). Washington, DC: Author.

(2) American Psychiatric Association (2000). *Diagnostic and statistical manual of mental disorders* (4th ed., text rev.). Washington, DC: Author.（高橋三郎・大野裕・染矢俊幸（訳）『DSM-IV-TR　精神疾患の診断・統計マニュアル』医学書院，2002）

(3) Andrews, G., Slade, T., & Peters, L. (1999). Classification in psychiatry: ICD-10 versus DSM-IV. *British Journal of Psychiatry*, 174, 3-5.

(4) Bandler, R. (1985). *Using your brain for a change*. Moab, UT: Real People Press.（酒井一夫（訳）『神経言語プログラミング――頭脳（あたま）をつかえば自分も変わる』東京図書，1986）

(5) Bremner, J. D., Southwick, S., Brett, E., Fontana, A., Rosenheck, R., & Charney, D. S. (1992). Dissociation and posttraumatic stress disorder in Vietnam combat veterans. *American Journal of Psychiatry*, 149, 328-332.

(6) Breslau, N. (2002). Gender differences in trauma and posttraumatic stress disorder. *Journal of Gender Specific Medicine*, 5(1), 34-40.

(7) Breslau, N., Davis, G. C., Andreski, P., & Peterson, E. (1991). Traumatic events and posttraumatic stress disorder in an urban population of young adults. *Archives of General Psychiatry*, 48(3), 216-222.

(8) Briere, J., Scott, C., & Weathers, F. (2005). Peritraumatic and persistent dissociation in the presumed etiology of PTSD. *American Journal of Psychiatry*, 162, 2295-2301.

(9) Brunet, A., Orr, S. P., Tremblay, J., Robertson, K., Nader, K., & Pitman, R. K. (2008). Effect of post-retrieval propranolol on psychophysiologic responding during subsequent script-driven traumatic imagery in post-traumatic stress. *Journal of Psychiatric Research*, 42, 503-506.

(10) Classen, C., Koopman, C., & Spiegel, D. (1993). Trauma and dissociation. *Bulletin of the Menninger Clinic*, 57, 178-194.

(11) Damasio, A. R. (1994). *Descartes' error*. New York: Putnam.（田中三彦（訳）『デカルトの誤り――情動、理性、人間の脳』筑摩書房，2010）

(12) Devilly, G. J., & Cotton, P. (2003). Psychological debriefing and the workplace: Defining a concept, controversies and guidelines for intervention. *Australian Psychologist*, 38(2), 144-150.

(13) Diamond, R. J. (2009). *Instant pharmacology* (3rd ed.). New York: Norton.

(14) Elliott D. M. (1997). Traumatic events: Prevalence and delayed recall in the general population. *Journal of Consulting and Clinical Psychology*, 65, 811-820.

(15) Emerson, D., Sharma, R., Chaudhry, S., & Turner, J. (2009). Trauma-sensitive yoga: Principles, practice, and research. *International Journal of Yoga Therapy*, 19, 123-128.

(16) Famularo, R., Kinscherff, R., & Fenton, T. (1988). Propranolol treatment for childhood posttraumatic stress disorder, acute type. *American Journal of Diseases of Children*, 142, 1244-1247.

(17) Figley, C. R. (1995). *Compassion fatigue: Coping with secondary traumatic stress disorder in those who treat the traumatized*. New York: Brunner/Mazel.

(18) Foa, E. B. (1993). *Treating the trauma of rape: Cognitive-behavioral therapy for PTSD*. New York: Guilford.

(19) Foa, E. B., & Kozak, M. J. (1986). Emotional processing of fear: Exposure to corrective information. *Psychological Bulletin*, 99, 20-35.

(20) Frans, Ö., Rimmö, P.-A., Åberg, L., & Fredrikson, M. (2005). Trauma exposure and post-traumatic stress disorder in the general population. *Acta Psychiatrica Scandinavica*, 111, 291-299.

(21) Freudenberger, H. J. (1974). Staff burnout. *Journal of Social Issues*, 30, 159-165.

(22) Gallese, V., Fadiga, L., Fogassi, L., & Rizzolatti, G. (1996). Action recognition in the premotor cortex. *Brain*, 119, 593-609.

(23) Gunderson, J. G., Sabo, A. N. (1993). The phenomenological and conceptual interface between borderline personality disorder and PTSD. *American Journal of Psychiatry*, 150, 19-27.

(24) Herman, J. L, & van der Kolk, B. A. (1987). Traumatic antecedents of BPD. In van der Kolk, B. A. (Ed.), *Psychological trauma* (pp.111-126). Washington, DC: American Psychiatric Press.

(25) Holbrook, T. L., Galarneau, M. R., Dye, J. L., Quinn, K., & Dougherty, A. L. (2010). Morphine use after combat injury in Iraq and post-traumatic stress disorder. *New England Journal of Medicine*, 362, 110-117.

(26) Huff, D. (1954). *How to lie with statistics*. New York: Norton.（高木秀玄（訳）『統計でウソをつく法』講談社ブルーバックス，1968）

(27) Janet, P. (1898). Le traitement psychologique de l'hysterie. In A. Robin (Ed.), *Traité de thérapeutique appliqueé*. Paris: Rueff.

(28) Janet, P. (1919). *Les medications psychologiques* (Vol. 3). Paris: Felix Alcan. (Reprint: New York: Arno Press, 1976)（松本雅彦（訳）『心理学的医学』みすず書房，1981）

(29) Kabat-Zinn, J. (1990). *Full catastrophe living*. New York: Delta.（春木豊（訳）『マインドフルネスストレス低減法』北大路書房，2007）

(30) Kubetin, S. K. (2003). 20% dropout rate hinders prolonged therapy. *Clinical Psychiatry News*, 31(1), 54.

(31) Kulka, R. A., Schlenger, W. E., Fairbank, J. A., Hough, R. L, Jordan, B. K., Marmar, C. R., et al. (1990). *Trauma and the Vietnam war generation: Report of findings from the National Vietnam Veterans Readjustment Study*. New York: Brunner/Mazel.

(32) Lambert, M. J, & Barley, D. E. (2001). Research summary on the therapeutic relationship and psychotherapy outcome. *Psychotherapy: Theory, Research, Practice, Training*, 38, 357-361.

(33) LeDoux, J. E. (1996). *The emotional brain*. New York: Touchstone.（松本元他（訳）『エモーショナル・ブレイン――情動の脳科学』東京大学出版会，2003）

(34) Marshall, G. N., & Schell, T. L. (2002). Reappraising the link between peritraumatic dissociation and PTSD symptom severity: Evidence from a longitudinal study of community violence survivors. *Journal of Abnormal Psychology*, 111, 626-636.

(35) Maslow, A. (1954). *Motivation and personality*. New York: Harper & Row.（小口忠彦（訳）『人間性の心理学――モチベーションとパーソナリティ　改訂新版』産業能率大学出版部，1987）

(36) McCann, L., & Pearlman, L. A. (1990). Vicarious traumatization: A framework for understanding the psychological effects of working with victims. *Journal of Traumatic Stress*, 3, 131-149.

(37) Miller, J. J., Fletcher, K., & Kabat-Zinn, J. (1995). Three-year follow-up and clinical implications of a mindfulness meditation-based stress reduction intervention in the treatment of anxiety disorders. *General Hospital Psychiatry*, 17, 192-200.

(38) Mitchell, J. T. (1985). *CISD: Critical incident stress debriefing: Techniques of debriefing* [a videotape]. Naples, FL: American Safety Video Publishers.

(39) Mitchell, J. T. (1986). Critical incident stress management. *Response*, September/October, 24-25.

(40) Ozer, E. J., Best, S. R., Lipsey, T. L., & Weiss, D. S. (2003). Predictors of posttraumatic stress disorder and symptoms in adults: A meta-analysis. *Psychological Bulletin*, 129, 52-73.

(41) Perry, B. D. (1996). The neurobiology of adaptation and use-dependent development of the brain: How states become traits. *Infant Mental Health Journal*, 259, 271-291.

(42) Pitman, R. K., Sanders, K. M., Zusman, R. M., Healy, A. R., Cheema, F., Lasko, N. B., et al. (2002). Pilot study of secondary prevention of posttraumatic stress disorder with propranolol. *Biological Psychiatry*, 51, 189-192.

(43) Reich, W. (1942). *The function of the orgasm*. New York: Orgone Institute Press.（渡辺武達（訳）「オルガスムの機能」『W. ライヒ著作集〈1〉　新版』太平出版社，1973）

(44) Robinson, R. (2008). Reflections on the debriefing debate. *International Journal of Emergency Mental Health*, 10(4), 253-259.

(45) Rothschild, B. (2000). *The body remembers: The psychophysiology of trauma and trauma treatment*. New York: Norton.（久保隆司（訳）『PTSDとトラウマの心理療法――心身統合アプローチの理論と実践』創元社，2009）

(46) Rothschild, B. (2003). *The body remembers casebook: Unifying methods and models in the treatment of trauma and PTSD*. New York: Norton.（久保隆司（訳）『PTSDとトラウマの心理療法ケースブック――多彩なアプローチの統合による実践事例』創元社，2009）

(47) Rothschild, B., with Rand, M. (2006). *Help for the helper*. New York: Norton.

(48) Rothschild, B. (2010a). *8 keys to safe trauma recovery: Take-charge strategies to empower your healing*. New York: Norton.

(49) Rothschild, B. (2010b). Pearls from the early days of PTSD studies. In M. Kerman (Ed.), *Clinical pearls of wisdom: 21 leading therapists offer their key insights* (pp.57-66). New York: Norton.

(50) Schore, A. (2002). Dysregulation of the right brain: A fundamental mechanism of traumatic attachment and the psychopathogenesis of posttraumatic stress disorder. *Australian and New Zealand Journal of Psychiatry*, 36, 9-30.

(51) Schulte-Markwort, M., Marutt, K., & Riedesser, P. (Eds.) (2003). *Cross-walks ICD-*

10/DSM-IV-TR: A synopsis of classifications of mental disorders*. Cambridge, MA: Hogrefe Publishing.

(52) Segal, Z. V., Williams, J. M. G., & Teasdale, J. D. (2001). *Mindfulness-based cognitive therapy for depression: A new approach to preventing relapse*. New York: Guilford.（越川房子（監訳）『マインドフルネス認知療法——うつを予防する新しいアプローチ』北大路書房，2007）

(53) Selye, H. (1984). *The stress of life*. New York: McGraw-Hill. (Original work published in 1956)（杉靖三郎・田多井吉之介・藤井尚治・竹宮隆（訳）『現代社会とストレス』法政大学出版局，1988）

(54) Siegel, D. (2007). *The mindful brain*. New York: Norton.

(55) Siegel, D. (2010). *The mindful therapist*. New York: Norton.

(56) Simon, G. E., Savarino, J., Operskalski, B., & Wang, P. S. (2006). Suicide risk during antidepressant treatment. *American Journal of Psychiatry*, 163, 41-47.

(57) Tolin, F. D., & Foa, E. B. (2002). Gender and PTSD: A cognitive model. In R. Kimerling, P. Ouimette, & J. Wolfe (Eds.), *Gender and PTSD* (pp.76-97). New York: Guilford.

(58) Watters, E. (2010). *Crazy like us: The globalization of the American psyche*. New York: Free Press.（阿部宏美（訳）『クレイジー・ライク・アメリカ——心の病はいかに輸出されたか』紀伊国屋書店，2013）

(59) Wolpe, J. (1969). *The practice of behavior therapy*. New York: Pergamon.（内山喜久雄（監訳）『神経症の行動療法——新版行動療法の実際（精神医学選書6）』黎明書房，2005）

(60) World Health Organization. (2007). ICD-10 online. http://apps.who.int/classifications/apps/icd/icd10online/.

(61) Yehuda, R., & Golier, J. (2009). Is there a rationale for cortisol-based treatments for PTSD? *Expert Review of Neurotherapeutics*, 9, 1113-1115.

(62) Yehuda, R., Kahana, B., Binder-Brynes, K., Southwick, S., Zemelman, S., Mason, J. W., et al. (1995). Low urinary cortisol excretion in Holocaust survivors with posttraumatic stress disorder. *American Journal of Psychiatry*, 152, 982-986.

(63) Yehuda, R., Southwick, S. M., Nussbaum, G., Wahby, V., Giller, E. L. Jr., & Mason, J. W. (1990). Low urinary cortisol excretion in patients with posttraumatic stress disorder. *Journal of Nervous and Mental Disease*, 178, 366-369.

(64) Yehuda, R., Teicher, M. H., Levengood, R., Trestman, R., & Siever, L. J. (1996). Cortisol regulation in posttraumatic stress disorder and major depression: A chronobiological analysis. *Biological Psychiatry*, 40, 79-88.

人名索引

ア行

ヴァンダーコーク，ベセル（van der Kolk, B.） 94, 95
ウォッター，イーサン（Watters, E.） 57, 58
エリクソン，ミルトン（Erickson, M.） 188
エリス，アルバート（Ellis, A.） 89

カ行

カバットジン，ジョン（Kabat-Zinn, J.） 163
キャラハン，ロジャー（Callahan, R.） 188
グリンダー，ジョン（Grinder, J.） 188
クルツ，ロン（Kurtz, R.） 93
クレイグ，ゲアリー（Craig, G.） 188

サ行

サティア，ヴァージニア（Satir, V.） 188
サレンバーガー，チェズレイ（Sullenberger, C.） 147, 159, 160
シーゲル，ダニエル（Siegel, D.） 94, 112
ジャネ，ピエール（Janet, P.） 3, 62, 63, 68, 92, 94, 95
シャピロ，フランシーン（Shapiro, F.） 96
ショア，アラン（Schore, A.） 57
セリエ，ハンス（Selye, H.） 11, 28

タ行

ダマシオ，アントニオ（Damasio, A.） 95

ハ行

パールズ，フリッツ（Perls, F.） 188
バーン，エリック（Berne, E.） 188
バンドラー，リチャード（Bandler, R.） 188
フィグリー，チャールズ（Figley, C.） 175
フォア，エドナ（Foa, E.） 91
ベック，アーロン（Beck, A.） 89
ペリー，ブルース（Perry, B.） 57
ポルジェス，スティーブン（Porges, S.） 93, 94

マ行

マーカー，リズベス（Marcher, L.） 94, 95
ミッチェル，ジェフリー（Mitchell, J.） 171

ヤ行

ヤフーダ，レイチェル（Yahuda, R.） 39, 106

ラ行

ライヒ，ヴィルヘルム（Reich, W.） 92, 93, 188
リヴァイン，ピーター（Levine, P.）

93, 95
リネハン，マーシャ（Linehan, M.）188
ルドゥー，ジョセフ（LeDoux, J.）33, 95
ロルフ，アイダ（Rolf, I.）93, 190

事項索引

ア行

愛着（アタッチメント）24, 55, 56, 72, 74, 94, 98, 202
　──障害 22, 24, 74, 187, 200
アドレナリン 30, 31, 33, 34, 38, 45, 54, 106, 108, 170, 171, 187
アメリカ精神医学会（APA）17
アルコホーリックス・アノニマス（AA）26
αブロッカー（交感神経α受容体遮断薬）108
アレクサンダーテクニーク 102, 125, 127, 190
EAP　→従業員支援プログラム
EFT　→感情開放テクニック
EMDR　→眼球運動による脱感作および再処理法
インナーチャイルド 99
ヴォイス・ダイアログ 99
馬介在心理療法（EAP）100
運動神経系 36, 37

SSRI　→選択的セロトニン再取り込み阻害薬
SNRI　→セロトニン・ノルアドレナリン再取り込み阻害薬
SUD（主観的不安単位）138
SUDS（主観的不安尺度）138
ASD　→急性ストレス障害
NLP　→神経言語プログラミング
エネルギー療法 62, 97
エビデンス 75-77, 133
　──に基づく 75, 76, 80, 134
エピネフィリン 187
エンドルフィン 129

カ行

カーリング・ペアレント 54, 55
外傷性脳損傷（TBI）22, 25
外傷的出来事軽減法（TIR）86, 97, 98
海馬 32-35, 39, 44, 45
解離 5, 6, 23, 49, 50, 57, 61, 67, 73, 74, 92, 93, 100, 119, 120, 122, 126, 136, 161, 202
　──性健忘 23
　──性障害 22, 23, 49, 73, 120
　──性同一性障害 23
　周トラウマ期── 49, 57
解離体験尺度（DES）73
過覚醒 19, 41, 50, 105, 106, 108, 120, 130, 141, 161, 171
過誤記憶　→虚偽記憶
感覚神経系 36, 46
眼球運動による脱感作および再処理法

（EMDR） 86, 95-97, 102, 148
感情開放テクニック（EFT） 97, 188
急性ストレス障害（ASD） 17, 20, 28, 187, 201
共感 74, 174, 175, 178-183, 185, 186
　——疲労 71, 175, 176
虚偽記憶 21, 100, 149, 150
グラウンディング 65, 116, 123, 188
クラニオセイクラル 102, 125, 128, 190
顕在記憶 42, 44-46
抗うつ薬 77, 105, 107, 108, 188
公共衛生プログラム 70
抗不安薬 107, 108
合理情動療法（理性感情療法、RET） 89
交流分析（TA） 95, 99, 188
コーピング・スキル 153
凍りつき 6, 13, 14, 31-33, 38, 41, 50, 57, 94, 163
コルチゾール 39, 45, 105, 106
コンサルテーション 58, 67, 74, 178
コントロール（主導権） 52, 63, 82, 86, 87, 96, 98, 103, 120, 126, 129, 131, 144-146, 154, 185, 186, 189

サ行

罪悪感 75, 124, 147-149, 154, 155
サイエントロジー 98, 188
サイコロジカル・トラウマ　→心的外傷
催眠療法 100
サブモダリティ 96, 186
指圧 97, 102
CBT　→認知行動療法

自我状態 99
思考場療法（TFT） 97, 188
事前情報（プレブリーフィング） 160
持続エクスポージャー（曝露）療法（フラッディング法） 86, 91, 103
四念住 189
従業員支援プログラム（EAP） 76
集団療法（グループセラピー） 78, 91, 181
主観的不安尺度 138
自律神経系 22, 36-39, 41
神経言語プログラミング（NLP） 96, 103, 186
身体意識 92, 114, 119, 124
身体技法（ソマティックス） 62, 189, 198, 199, 202
心的外傷 9-11, 13, 15, 25, 66, 187, 200
スーパーヴァイズ 177
スーパーヴィジョン 74, 177, 178
ストレッサー 11, 13, 28
生活の質（QOL） 3, 19, 27, 64, 68, 71, 79, 88, 91, 132, 133, 145, 146, 175
脆弱性 56, 60, 174-177, 179, 181, 183, 185
精神分析学 99
精神力動的心理療法 98
セルフ・ケア 174, 175, 177, 179, 181, 183, 185
セルフヘルプ（自助） 26, 56, 65, 68, 78, 112
セロトニン 107
セロトニン・ノルアドレナリン再取り込

み阻害薬（SNRI） 107
潜在記憶 42-46
センサリーモーター心理療法 93, 94
選択的セロトニン再取り込み阻害薬
　（SSRI） 107, 188
センタリング 123
双極性障害 73
ソマティック 101, 126, 188
　──・エクスペリエンス 86, 93, 95,
　102
　──・エデュケーション（身体教育）
　189, 190
　──心理学 188, 198-202
　──心理療法 62, 92, 93, 96, 101,
　112, 188, 189, 198, 201, 203
　──療法（ソマティックス） 125,
　131, 189, 198, 199, 202
ソマティック・トラウマ療法 95

タ行

対処方略 5, 66, 153, 154
体性神経系 37, 38
大脳皮質 30-35, 44, 159, 163
大脳辺縁系 14, 30-32, 36, 44, 45, 105,
　159
代理トラウマ 96, 175, 176, 184
タッピング・セラピー 188
遅発性PTSD 19, 21, 123
中枢神経系 36
TIR　→外傷的出来事軽減法
DSM（DSM-III/DSM-IV-TR/DSM-5）
　12, 13, 17, 18, 20, 22, 47, 52, 107,

　157, 187, 200, 201
TFT　→思考場療法
TBI　→外傷性脳損傷
DBT　→弁証法的行動療法
デブリーフィング 171, 172, 181, 190
逃走 13, 14, 31, 33, 38, 39, 41, 57, 93,
　94, 163
闘争 13, 14, 31-33, 38, 39, 41, 57, 163
トラウマ記憶 3, 4, 41, 43-46, 51, 63,
　65-68, 70, 71, 78, 85, 86, 88, 91, 93,
　94, 96-99, 133, 148
トラウマ・サバイバー 29, 31, 36, 37,
　41, 46, 52, 56, 62-67, 69, 78, 79, 99,
　100, 110, 115, 122, 125, 128, 137, 140,
　145, 146, 153, 154, 164, 169, 170, 171,
　175, 176, 182
トリガー→誘発因子

ナ行

ナルコティックス・アノニマス（NA） 26
二重意識 37, 145, 164
認知行動療法（CBT） 88, 90, 91, 96
認知療法 62, 89, 90, 92, 112
ノルアドレナリン 38, 45, 107, 187
ノルエピネフィリン 187

ハ行

パーソナリティ障害 73, 85
　境界性──（BPD） 22, 23, 74, 91
恥 25, 56, 61, 147-149, 154
パニック 6, 16, 37, 45, 150, 157, 159,
　161, 182

──障害　22, 120, 164
──発作　22, 120, 122
パワーセラピー　95
表現療法　101
ピラティス　102, 125, 127, 189
不安障害　17, 22, 23, 37, 107, 120, 164, 187, 200
　全般性──　22
フェルデンクライス　102, 125, 127, 189
物質乱用　22, 24-26, 73
フラッシュバック　4, 16, 19, 21, 23, 24, 27, 41, 50, 52, 79, 96, 98, 99, 103, 123, 130, 137, 142
フラッディング法　→持続エクスポージャー療法
βブロッカー（交感神経β受容体遮断薬）　103, 106, 108, 109, 143, 170
弁証法的行動療法（DBT）　79, 90-92, 103, 124, 154, 188
ベンゾジアゼピン系抗不安薬　107, 108
扁桃体　31, 33-36, 38, 39, 41, 43, 45, 105, 108, 159, 163
防衛機制　5, 28, 53, 66, 153
補償作用の喪失　28, 67, 79, 88
ボディ・スキャン　116, 119, 124
ボディナミック分析（BA）　94
ボディナミック・ランニング・テクニック　94, 95

マ行

マインドフルネス　62, 69, 92, 112-124, 127, 145, 162, 188, 189, 198, 199, 203
マインドフルネス・ストレス低減法　163, 189
マッサージ　102
ミラーニューロン　123, 179, 180
瞑想　62, 112, 113, 115, 117-124, 126, 131, 163, 189, 199, 203
　誘導──　120, 124
燃え尽き症候群　175, 176
モデル・マギング　162
モルヒネ　109

ヤ行

誘発因子（トリガー）　19, 22, 43, 44, 46, 130, 137, 138, 140-142
ヨーガ　62, 125-127, 131, 163, 189
欲求（ニーズ）　59, 64, 70, 72, 76, 102, 165-167, 176, 178

ラ行

リソース（資源）　4, 5, 50, 53, 55-57, 65, 66, 68, 115, 124, 125, 143, 183
リラクセーション　94, 118, 122, 126, 128-130
　──・トレーニング　125, 128, 129
レジリエンス　24, 55, 56, 64, 66, 94
ロルフィング　102, 125, 128, 190

ワ行

話頭　120

訳者あとがき

　本書『これだけは知っておきたいPTSDとトラウマの基礎知識』は、Babette Rothschild, *Trauma Essentials: The Go-To Guide* (2011) の全訳です。著者のバベット・ロスチャイルド自身が語っているように、コンパクトな中にも、トラウマに関する必要な基本事項がほぼすべて網羅され、凝縮されている便利なガイドブックです。本書一冊を読むだけで、トラウマ、PTSD領域に関して、類書にはない複数の視座を通じて、その全貌を知ることができることでしょう。

　たとえば、ストレスの定義から、さまざまな記憶や神経系の仕組み、心理療法、身体療法、ソマティック心理療法（身体心理療法）、マインドフルネス、精神薬の効果、必要なフォロー体制にいたるまで、簡潔明瞭に見てとれるようになります。それも、何十年というロスチャイルド本人の臨床現場からの実践的知恵に裏づけされた記述は、かゆいところまでの配慮に行き届いたものなのです。本書を活用しない手はありません。

　トラウマ、PTSDの心理療法に関わる臨床心理士などの心理の専門家はもとより、臨床心理学やソマティック心理学を学ばれている学生、心理以外の身体療法・技法（ボディワーク、ソマティックス）の実践者、もちろん、ストレス、トラウマ、PTSDに苦しまれている方、そしてこの分野を知りたい方すべてにとって、最適なコンパクトガイドの誕生です。

翻訳の三つの動機

　翻訳のプロであれば別かもしれませんが、そうでない場合、一冊の本を翻訳するには大変な労力と時間を費やす覚悟が必要です。それにもかかわらず、翻訳されるのは、訳者に明確な動機がある場合でしょう。本書の場

▶ 訳者あとがき

合で言うと、私には三つの動機がありました。

　一つ目の動機は、最新のトラウマ／PTSDをめぐる全体像を、日本の皆さんに分かりやすく知ってもらいたいという気持ちからです。近年はトラウマ関係の著作もそれなりに多く出版されていますが、中立的かつ包括的な立場から書かれたものは意外に少ないのではないでしょうか。

　二つ目は、ロスチャイルドの処女作から10年以上が経った新刊で、変わらぬところと、変わったところを知りたかったということがあります。その結論としましては、クライエントに寄り添い、セラピストを優しく鼓舞するという彼女を貫く基本軸は以前とまったく同じであり、このことからも堅実な姿勢と地に足のついた内容が伺い知れます。すなわち、基本的な方向性として修正されている所はほとんどなく、その多くは本書でも有効です。ロスチャイルドがいかにしっかりとした実践経験から身につけた基礎知識を踏まえ、確かな見識を示していてくれたかが実証できるところでしょう。また、新しいところとしては、精神薬理学や瞑想、そして身体技法（ソマティックス）を含め、より周辺領域までその関心が及んでいるという点が挙げられることでしょう。詳しくは、本書を読んでお確かめいただければ幸いです。

　動機の三つ目は、「ソマティック心理学（身体心理療法）」が、欧米での最新トラウマ心理療法にいかに浸透しているのかを日本の皆さんに知ってもらいたいということでした。ソマティック（somatic）とは身体、身体性を示す言葉です。欧米では心身問題であるPTSDの対応に、ソマティックな手法は今や不可欠です。本書でも取り上げられている「マインドフルネス」なども身体感覚に基づくものであり、ソマティック心理学の範疇にもなります。また、他の多くの臨床心理学とは異なり、脳科学、生理学、神経心理学などの知見を、ソマティック心理学は積極的かつ具体的に取り入れてきました。ロスチャイルド自身も、自らをソマティック心理療法家であるとしています。

現在の三つの新しい背景について

次に、本書に関わるさまざまな背景のうち、気になった三つの背景について述べておきます。一つは「DSM-5の刊行」であり、二つ目は「ソマティック心理学の潮流の鮮明化」であり、最後に「タッチとスピリチュアリティに対する距離感」です。

(1) DSM-5の刊行

最初の背景は、心理(・精神)療法に共通する基準の新たな設定です。2013年に、DSM-5が、米国において発表・出版されました。DSM-IV以来、19年ぶりの全面的な変更となるものです。以下、関連するDSM-5の変更点のいくつかについて、2011年出版の原著の補完も兼ねて、簡単に触れておきます〔診断名は、医学書院版DSM-5の訳語を用いた〕。

i) DSM-IVまで、トラウマ／PTSD関連は、「不安障害」の中の下位分類でしたが、DSM-5からは、「心的外傷およびストレス因関連障害群」という独立した新分類を構成しています。

ii) DSM-IVの「幼児期または小児期早期の反応性愛着障害」が、関係性を構築する対象の明確な違いによって、二つに分けられた上で、ここに分類されました。一つは、「反応性アタッチメント障害／反応性愛着障害」です。「養育者」との密接な関係性の構築の有無が焦点になります。愛着障害と子どもへの虐待(ネグレクト)との密接な関係性については多くの研究がなされてきました。いわゆる複雑性トラウマ、PTSDは、DSM-5にも導入されていませんが、ここにも関連する障害です。もう一つは、「脱抑制型対人交流障害」です。こちらは、「見慣れない大人」との関係性の構築能力が焦点になります。他人とのつながり、つながれる（顔の表情やアイコンタクトなどの行動を含むコミュニケーション）能力を意味する「ソーシャル・エンゲージメ

ント」の概念が導入されました。この概念はここでは「対人交流」と訳されていますが、「社会的関与」とも訳されます。今後、この概念は、神経生理学の知見を伴って、日本における認知度も向上することでしょう。個人的には、「対人交流」よりも、このカタカナ表記のままの方がわかりやすいように思います。

iii) 独立した分類であった「適応障害」がここの下位分類になりました。内容的にはDSM-IVとほぼ変わりません。

iv) 下位分類である「外傷後ストレス障害」ならびに「急性ストレス障害」は、このトラウマ関連分類の中核的位置を占めるものですが、説明もDSM-IVから大きな変更があり、格段に詳細なものとなっています。大きな違いとして、たとえば、6歳を超えるか、6歳以下であるかで、診断基準を二段構えに明確に分けられたことがあります。6歳以下という基準を設けることによって、複雑性PTSDを導入しないことの補完も意図しているようにも思われます。

　また、DSM-IVにおいても、近親者または親しい人に起こったとトラウマを聞くことによる二次トラウマは認められていましたが、DSM-5では、さらに、災害や事件現場で活動する自衛隊・警察・消防などの救助者が強い心理的ストレスを受けること、いわゆる「惨事ストレス」が導入され、直接的なトラウマ体験がなくともPTSDの診断が可能になったことがあります。

(2) ソマティック心理学の潮流の鮮明化

　背景の二つ目は、「ソマティック心理学(身体心理療法)」領域の拡大が、一つの時代の潮流として鮮明化してきているという現状です。ロスチャイルドは自分の療法を、ソマティック・トラウマ・セラピー(STT)と呼んでいますが、ソマティック心理学(身体心理療法)分野の一つの手法となります。本書では、第8章の「ソマティック心理療法」の項目でもその概略に触れら

れています。さらに、ソマティック心理学と強く関連するソマティックス（身体療法、身体技法）については、本書の第11章「補助としてのソマティック療法（ソマティックス）」として、丸々1章が割かれています。心身一如的理解に基づき、心身両面を尊重し、心身の解離を修復し、心身統合による全人的成長を目指すソマティック心理学が、21世紀のメインストリーム心理学における一つの大きな流れとして、世界的にも認知されつつある現状を（トラウマ療法に限るとすでにそうですが）、歓迎したいと思います。

(3) タッチとスピリチュアリティに対する距離感

　三つ目の背景は、真摯な臨床家にとって、一生ついてまわる主題です。現状、「タッチ（身体接触）」に関しては、トラウマ治療を一つの大きな突破口とするソマティック・アプローチの拡大や愛着理論への再注目によって、あらためて大きな注目を浴びています。身体心理学・健康心理学などの（実験）心理学関係者からの研究もなされています。また、「スピリチュアリティ」に関しては、たとえば、高齢化社会への移行という事態もあり、スピリチュアルケア、ホスピスなど生死、死生観に関わる問題にも多く直面せざるを得ない状況となっています。宗教サイドからは、「臨床宗教師」という課題も提起されていますが、臨床心理学サイドにおいても、「スピリチュアリティ」の問題が、今後、注目すべき大きな主題となることは間違いありません。

　この「タッチ」と「スピリチュアリティ」という二つの主題への距離感は、心理療法の実践者において、陰に陽に常につきまとうものです。それゆえに、訳者の個人的な意見ですが、ロスチャイルドには、もう少し踏み込んでもらいたかった領域です。たとえば、本書において、ロスチャイルドは、触れることには否定的態度をとっています。はたしてそうであろうかという疑問もあります。もちろん、現状の心理臨床家の一般論としては、妥当な態度だと思います。彼女自身の過去の失敗経験から彼女がこの基本方針

訳者あとがき

をとることには何の問題もありません。しかし、一般化しすぎるのは、これまで「タッチ」を大切にしてきたソマティック心理療法の本質を見失い、可能性や選択肢を狭める面も否定できず、もう少し幅をもたせる方がよいのではと感じました。

また、「スピリチュアリティ」に関して、ロスチャイルドは、「マインドフルネスや瞑想がある個人にとって役立つためには、宗教やスピリチュアルな探究とのつながりは必要ありません」と述べています。これも心理臨床家の一般論としては、ある意味、適切な距離感をもった対処であるでしょう。しかし、すっぱりと「手段」として割り切っているところは、穿った見方をすればアメリカ的な効率主義を感じないでもありません。究極的に「個人にとって役立つ」とはどういうことなのかを考えると、心理療法的な面に限って宗教やスピリチュアルが役立つ、役立たないという評価の仕方には、ちょっと不十分な印象も受けます。

ともあれ、「タッチ」と「スピリチュアリティ」に対する距離感は、心理療法において根源的な問題を含んでいます。この主題を直視して、じっくりと付き合い、自分なりの適切な距離感を体認することが大切でしょう。

おわりに

そもそも、原著者ロスチャイルドと私との縁は、2009年1月に、創元社から出版した『PTSDとトラウマの心理療法』（原題：*The Body Remembers*, 2000）に遡ります。当時、日本では包括的にトラウマ心理療法の理論と臨床実践を解説した書籍はほとんど存在しておらず、初めて本格的にトラウマの仕組みと新時代の心理療法について統合的な立場から述べた書でした。もとより内容的にも優れていたため、一部の関心高い心理療法家からは評価していただきました。しかしながら時期的に少し早かったのか、米国での原書の評判と比べると、日本での影響は極めて限定的であったように思われます。

その後の日本では、東日本大震災などもあって、トラウマ、PTSDが(誠に残念ながら)より一層注目されるようになりました。そのような背景とも相まって、いくつかの具体的な心理療法や脳科学・神経生理学の知識を共有する書籍も、それなりに継続して出版、紹介されてきています。数年前と比べ、選択肢や適切な理解を得られる機会が増えたという意味では、状況は改善しています。本書の刊行が、一歩でもさらなる状況改善に寄与すれば幸いです。

　最後になりますが、あらためて原著者であり、友人であるバベット・ロスチャイルドに感謝します。3.11の折には、彼女本人からも、筆者の安否を気遣い、必要な物資を送るので知らせるようにとのメールを何度もいただきました。そして、本書の編集を担当していただいた創元社の小林晃子さんに感謝いたします。その他、ここではお名前を挙げることができませんが、直接的、間接的にお世話になった皆様に感謝いたします。

　本書がトラウマ、PTSDに関わる、または関心をもつ多くの方の目にとまり、お手に取られ、みなさんの手で未来への扉がさらに開かれていくことを願っています。

久保隆司

横須賀にて
2015年6月17日

■ 著者略歴

バベット・ロスチャイルド（Babette Rothschild）

ソーシャルワーク修士（MSW）。認定クリニカル・ソーシャルワーカー（LCSW）。1976年より心理療法に携わる。9年間にわたるデンマークでの勤務を経て、現在、ロサンゼルス在住。全米および欧州にて、セラピスト、コンサルタント、スーパーヴァイザー、講師として活躍を続ける。欧州および国際トラウマティック・ストレス学会、トラウマティック・ストレス専門家協会、全米ソーシャルワーカー協会、身体心理療法米国協会の各会員。米国でベストセラーとなった"The Body Remembers"（2000）（邦題『PTSDとトラウマの心理療法』創元社，2009）をはじめ、5冊の著書がある。また責任編集する「セルフヘルプのための8つの鍵シリーズ（The 8 Keys Self-Help Series）」も好評である。

■ 訳者略歴

久保隆司（くぼ・たかし）

大阪大学人間科学部卒。米国ジョンF. ケネディ大学大学院修了（専攻：ソマティック心理学）。國學院大學大学院文学研究科博士後期課程単位取得退学。博士（神道学）、MA in Counseling Psychology。早稲田大学文学学術院・國學院大學・日本大学文理学部、各非常勤講師。臨床心理士／公認心理師。ソマティック身体心理学／心理療法・宗教心理学・神道学／宗教学などの諸領域における主に身心論を専門とする。
著訳書：単著『ソマティック心理学』『生成と統合の神学―日本・山崎闇斎・世界思想―』（以上、春秋社）、編著『ソマティック心理学への招待』（コスモスライブラリー）、共著『入門　インテグラル理論』（日本能率協会マネジメントセンター）、訳書『PTSDとトラウマの心理療法』（創元社）、ほか多数。
HP：somaticworld.org
ML：coolrabbit13@gmail.com

これだけは知っておきたい
PTSDとトラウマの基礎知識

2015年8月20日　第1版第1刷発行
2024年5月20日　第1版第4刷発行

著　者────バベット・ロスチャイルド
訳　者────久保隆司
発行者────矢部敬一
発行所────株式会社 創元社

〈本　社〉
〒541-0047　大阪市中央区淡路町4-3-6
TEL.06-6231-9010〈代〉　FAX.06-6233-3111〈代〉
〈東京支店〉
〒101-0051　東京都千代田区神田神保町1-2 田辺ビル
TEL.03-6811-0662
https://www.sogensha.co.jp/

印刷所────株式会社 太洋社

©2015, Printed in Japan
ISBN978-4-422-11540-5 C3011
〈検印廃止〉
落丁・乱丁のときはお取り替えいたします。

装丁・本文デザイン　長井究衡

JCOPY〈出版者著作権管理機構 委託出版物〉

本書の無断複製は著作権法上での例外を除き禁じられています。複製される場合は、そのつど事前に、出版者著作権管理機構（電話 03-5244-5088、FAX 03-5244-5089、e-mail: info@jcopy.or.jp）の許諾を得てください。

好評既刊

PTSDとトラウマの心理療法 ケースブック
多彩なアプローチの統合による実践事例

バベット・ロスチャイルド〔著〕 久保隆司〔訳〕

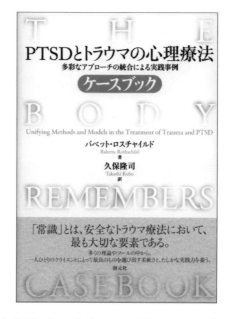

統合治療の実際を逐語録とともに解説

精神分析的アプローチ、交流分析、ゲシュタルト療法、NLP、認知行動療法、EMDR など、さまざまな手法をクライエント一人ひとりの必要に応じて自在に取り込んでいく臨床の実際を具体的に解説。

A5判・並製・224頁　2,600円

表記の価格に消費税は含まれておりません。